むかしの頭で診ていませんか？
糖尿病診療をスッキリまとめました

【編集】
森 保道 / 大西由希子
Yasumichi Mori　Yukiko Onishi

Let's Learn Diabetes Care in a
Fast and Easy Way!

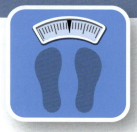

南江堂

執筆者一覧

編　集
森　　保道	もり やすみち	虎の門病院内分泌代謝科（糖尿病・代謝部門）
大西由希子	おおにし ゆきこ	朝日生命成人病研究所附属医院糖尿病内科

執　筆（執筆順）
大西由希子	おおにし ゆきこ	朝日生命成人病研究所附属医院糖尿病内科
岩本　安彦	いわもと やすひこ	朝日生命成人病研究所附属医院
松田　由維	まつだ ゆい	朝日生命成人病研究所附属医院看護科
中神　朋子	なかがみ ともこ	東京女子医科大学糖尿病センター内科
及川　洋一	おいかわ よういち	埼玉医科大学内分泌・糖尿病内科
鈴木　浩史	すずき ひろし	新潟大学大学院医歯学総合研究科血液・内分泌・代謝内科学
石黒喜美子	いしぐろ きみこ	国際医療福祉大学三田病院腎臓・高血圧内科
櫛山　暁史	くしやま あきふみ	朝日生命成人病研究所附属医院糖尿病内科
大橋　　健	おおはし けん	国立がん研究センター中央病院総合内科・歯科・がん救急科／国立がん研究センター東病院糖尿病腫瘍外来
福井　道明	ふくい みちあき	京都府立医科大学大学院医学研究科内分泌・代謝内科学
勝川　史憲	かつかわ ふみのり	慶應義塾大学スポーツ医学研究センター
吉田　洋子	よしだ ようこ	朝日生命成人病研究所附属医院糖尿病内科
能登　　洋	のと ひろし	聖路加国際病院内分泌代謝科／東京医科歯科大学医学部
西村　理明	にしむら りめい	東京慈恵会医科大学糖尿病・代謝・内分泌内科
西村　明洋	にしむら あきひろ	虎の門病院内分泌代謝科（糖尿病・代謝部門）

高本　偉碩	たかもと いせき	国際医療福祉大学市川病院糖尿病・代謝・内分泌内科
吉岡　成人	よしおか なりひと	NTT東日本札幌病院糖尿病内分泌内科
原　　眞純	はら ますみ	帝京大学医学部附属溝口病院第四内科
迫田　秀之	さこだ ひでゆき	宮崎大学医学部附属病院第三内科
浜野久美子	はまの くみこ	関東労災病院糖尿病・内分泌内科
弘世　貴久	ひろせ たかひさ	東邦大学医学部内科学講座糖尿病・代謝・内分泌学分野
長澤　　薫	ながさわ かおる	虎の門病院内分泌代謝科（糖尿病・代謝部門）
益崎　裕章	ますざき ひろあき	琉球大学大学院医学研究科内分泌代謝・血液・膠原病内科学講座（第二内科）
馬場園哲也	ばばぞの てつや	東京女子医科大学糖尿病センター内科
舩津　英陽	ふなつ ひではる	東京女子医科大学八千代医療センター眼科
三澤　園子	みさわ そのこ	千葉大学大学院医学研究院神経内科学
岡﨑　啓明	おかざき ひろあき	東京大学医学部附属病院糖尿病・代謝内科
横田　太持	よこた たもつ	東京慈恵会医科大学葛飾医療センター糖尿病・代謝・内分泌内科
鈴木　　亮	すずき りょう	東京医科大学糖尿病・代謝・内分泌内科学分野
菊池かな子	きくち かなこ	三井記念病院皮膚科
富田　益臣	とみた ますおみ	下北沢病院糖尿病センター
後藤　　温	ごとう あつし	国立がん研究センター社会と健康研究センター疫学研究部代謝疫学研究室
森　　保道	もり やすみち	虎の門病院内分泌代謝科（糖尿病・代謝部門）

序　文

- 糖尿病は血糖値と HbA1c 値で診断される．
- 病態はインスリン分泌不全とインスリン抵抗性．
- 治療は食事・運動療法，それでうまくいかなければ薬物療法．
- 血糖コントロールがうまくいかないと合併症になる．
- 合併症予防のためには血糖コントロール．

　医学生時代は糖尿病とは上記のように，比較的スッキリと理解しやすい病気だと思っていました．しかし，実際の診療はなかなかむずかしく，様々な疑問が生じました．

- ブドウ糖負荷試験はどういうときに実施すれば良いのか？
- インスリン分泌能やインスリン抵抗性はどのように判断するのか？
- 食事・運動療法を守ってもらえないときはどうするのか？
- 次々と新薬が発売されて網羅しきれない．昔からある薬の出番は？
- 血糖コントロールを良くすると低血糖や体重増加が起きてしまう．どうすれば良いのか？
- なぜ，HbA1c を 7％ 未満にしなければいけないのか？
- 誰でも HbA1c を 7％ 未満にしなければいけないのか？

　医師になって糖尿病診療をするようになると，分からないことだらけでしたが，専門医になるにしたがって，少しずつ理解できるようになってきました．糖尿病診療は，スッキリまとめればもっと分かりやすくなるのでは？　簡単なようでむずかしい糖尿病診療を，改めてスッキリとまとめてみました．
　糖尿病患者さんのより良い未来のために，この本が先生方の日々の診療に少しでもお役に立てれば幸いです．

2017 年 12 月

編者一同

目　次

1 糖尿病かも：こんなときには血糖測定を ────── 大西由希子　1

2 患者さんは十人十色 ────── 岩本　安彦　9

3 落ち込んでしまいました ────── 松田　由維　15

4 ブドウ糖負荷試験はいつ行うか ────── 中神　朋子　21

5 1型か2型か迷う ────── 及川　洋一　28

6 将来，糖尿病になりますか？ ────── 鈴木　浩史　35

7 外来の検査プランニング ────── 石黒喜美子　40

8 合併症はありませんか？ ────── 櫛山　暁史　50

9 糖尿病とがん，がんと糖尿病 ────── 大橋　健　55

10 日本人ならではの食事療法 ────── 福井　道明　61

11 こんな運動ならできる ────── 勝川　史憲　67

12	教育入院してみませんか？	吉田　洋子	75
13	薬物療法はこう組み立てる	能登　洋	81
14	欧米ではメトホルミンが第一選択ですが	西村　理明	87
15	DPP-4 阻害薬を使いこなす	西村　明洋	95
16	チアゾリジン薬のメリット・デメリット	髙本　偉碩	103
17	少しだけ SU 薬	吉岡　成人	110
18	食後高血糖はどうするか： α-グルコシダーゼ阻害薬とグリニド薬	原　眞純	115
19	SGLT2 阻害薬は魅力的か	迫田　秀之	121
20	どれも同じに見えるけど：GLP-1 受容体作動薬	浜野久美子	127
21	インスリンの出番	弘世　貴久	135
22	専門医に頼みたくなるとき	長澤　薫	141
23	肥満，肥満，肥満	益崎　裕章	149
24	腎臓のアラームがなったら	馬場園哲也	156

25	糖尿病の眼　　　　　　　　　　　　舩津　英陽	164
26	ビリビリします　　　　　　　　　　　三澤　園子	171
27	動脈硬化はこう診る：特に脂質をどうするか？　　岡﨑　啓明	177
28	高齢という意味　　　　　　　　　　　横田　太持	185
29	認知症もあります　　　　　　　　　　鈴木　亮	193
30	気になる皮膚疾患　　　　　　　　　　菊池かな子	200
31	フットケアで何をケアするのか　　　　富田　益臣	207
32	治療を投げ出す患者さん　　　　　　　後藤　温	213
33	ご家族にどんな話をしますか？　　　　森　保道	219

索　引　　　　　　　　　　　　　　　　　　　　　　　　　227

注意事項

　著者ならび出版社は，本書に記載されている内容について最新かつ正確であるよう最善の努力をしております．しかし，治療法などは医学の進歩や個々の患者の容態により変わる場合があります．実際の治療に際しては，読者ご自身で十分に注意を払われるようお願いいたします．

1 糖尿病かも：
こんなときには血糖測定を

糖尿病を疑う症候

結論から先に
- リスクがあれば血糖測定[1]：肥満・2型糖尿病の家族歴・45歳以上・妊娠糖尿病の既往など
- 高血糖による症状があれば血糖測定：多尿・口渇・体重減少
- 易感染性を疑う場合も血糖測定．
- 糖尿病患者さんの発見と治療は先手必勝です．疑うときは血糖測定します．

> ○ 高血糖の症状，糖尿病合併症が出る前に診断し，治療を開始するのが一番です．
> ○ 糖尿病になる前（耐糖能異常，境界型，いわゆる「糖尿病予備群」）の段階から注意しておくと，なお良いです．
> ○ 比較的安価な検査なので，健診を受けてない人に採血または採尿検査をするときは，血糖や尿糖も測定します．

どんなときに糖尿病を疑う？
1 高血糖による症状は？

○ 多尿
○ 口渇・多飲
○ 体重減少

- これらのうち，1つでも主訴があれば「糖尿病かも」．糖尿病の可能性を念頭に問診を進める必要があります．そして，問診していて糖尿病を否定できなければ，血糖測定か，せめて尿定性検査だけでもします．尿ケトンが出ていたら1型糖尿病や清涼飲料水ケトーシス（ペットボトル症候群）も鑑別に入れます．
- これらの3症状がそろっていると，多くの場合には倦怠感なども一緒に訴えますが，「一見元気」な場合もあります．

2 易感染性を疑う状況は？

- 歯周病が悪化した
- 水虫が悪化した
- ちょっとした傷口が化膿する・蜂窩織炎
- 肺炎や結核　など

- 「なぜこんな感染症に？」「なぜ治らない？」「なぜこんなに悪化した？」と不思議に思う状況になったら，「糖尿病かも」と血糖測定をします．

3 肥満でメタボリックシンドロームがありそう

- BMIを計算して25以上
- 20歳頃よりもだいぶ太った

- 肥満だったら「糖尿病かも」．血糖値はもちろん，脂質異常症，肝機能異常や高尿酸血症など，肥満に合併しやすい病気も念頭に置いて検査をオーダーします．もちろん，血圧もチェックです．

4 家族歴がある

- 両親が2型糖尿病な場合はハイリスクです．
- 祖父母やおじ・おばの2型糖尿病家族歴も確認します．

- 家族歴に2型糖尿病があったときには「糖尿病かも」．健診を受けているかどうか確認しましょう．健診歴がなければ，2型糖尿病は遺伝が影響するので，血糖測定や，必ず健診を受けるように勧めます．
- 健診受診者のみならず，その家族にも健診を受けるように勧めます．

5 高齢者は太ってなくても疑おう

> ○ 誰にでも訪れる2型糖尿病発症のリスク，それは加齢です．

- 高齢者ではなくても，45歳以上の人は最低1年に1回は血糖値を健診などで測定するよう勧めます．

6 空腹時血糖が 100 mg/dL 以上[2)]

> ○ HbA1c 値 5.6％以上も要注意です．
> ○ 75g経口ブドウ糖負荷試験（75gOGTT）も検討します．

- 正常高値の空腹時血糖でも，75gOGTT の結果によっては「糖尿病かも」．ブドウ糖負荷後2時間値で糖尿病と診断されることもあります．

7 高血圧患者では

- 高血圧の患者さんで肥満を伴っていれば「糖尿病かも」．高血圧患者さんは2型糖尿病の合併率が高いです．

8 妊娠時に血糖が高いと言われたことがある／巨大児の出産歴がある

- 妊娠糖尿病の既往は2型糖尿病のリスクとなります．出産後，血糖値が正常化しても油断せずに健診を受けることが大切です．

9 腹痛でも糖尿病かも !?

- ウイルス感染などを契機に数日でインスリン分泌が枯渇し，ケ

トアシドーシスに至る劇症1型糖尿病があります．感冒や腹痛などの前駆症状から，数日のうちに急速に容態が悪化し，口腔粘膜に乾燥があれば劇症1型「糖尿病かも」．

なぜ「糖尿病かも」が大切か：早期発見が重要だから

1 2型糖尿病は予防できる

> ○ 耐糖能異常の患者さんへの生活習慣介入は2型糖尿病発症リスクを下げます．
> ○ 介入方法は食事・運動療法です．
> ○ ポイントは「数kg痩せるだけでも2型糖尿病発症予防効果は大きい」ことです．
> ○ だから，糖尿病発症前の耐糖能異常を早期発見することに意義があるのです．

- 肥満の人が2〜3kg痩せても，引き続き肥満です．しかし，体重が標準体重にまで減らなくても，数kg痩せることで2型糖尿病発症のリスクが半減する，という報告があります[3]．標準体重まで痩せなくても，「まずは2〜3kg痩せましょう」という現実的な目標でも2型糖尿病の発症予防に効果があります[4]．
- 減量により2型糖尿病発症のリスクは下がっても，いつか2型糖尿病を発症する可能性はあるので，体重や血糖値のフォローアップは必ず続けます．

2 血糖コントロールを良くすれば合併症リスクは軽減する

> ○ 糖尿病と知らずに過ごせば，いずれ糖尿病合併症を発症してしまいます．

> ○合併症が進行すると，それを完治させることは不可能です．
> ○血糖をコントロールすれば合併症進行は回避できます．
> ○それなら，合併症発症前にコントロールした方が良いに決まっています！

- 糖尿病は診断されたら，すぐに血糖コントロールをすることが大切です．血糖コントロールが悪い状態が長いほど，合併症のリスクは高まります．
- 早期発見，早期治療して血糖コントロールの悪い状態を作らなければ，糖尿病と診断されても合併症を起こさずにすむかもしれないのです．

3 少しずつ，患者に糖尿病という病気を理解してもらおう

> ○糖尿病とリスクについて知ってもらう．
> ○糖尿病の治療の必要性について知ってもらう．

- 「糖尿病かも」と疑われて血糖測定をすれば，受診者も糖尿病という病気について意識が高まります．自分がなぜ「糖尿病かも」と疑われたのかを知ってリスクを理解すれば，軽減できるリスクについては取り組み（肥満，食べ過ぎ，運動不足→減量，食事・運動療法），回避できないリスク（糖尿病の家族歴，加齢など）がある場合は健診など，定期的血糖測定でカバーしていきます．
- 実際に糖尿病になってしまっても，血糖コントロールを良くしておけば恐れることはない，ということを血糖測定のときにお話しします．
- 一番恐れるべきなのは，血糖測定をせず糖尿病発症の発見が遅れて，合併症が不可逆なところまで進行してしまうことです．

そうならないためには，様々なシーンで「糖尿病かも」と主治医が疑い，血糖値を測定しなければいけません．

「糖尿病かも」「糖尿病になるかも」と注意し続けること

1 不可避な2型糖尿病発症リスク～加齢～
- 人は誰でも年をとります．加齢は2型糖尿病のリスクです．
- 去年と比べて生活習慣が変わっていなくても，体重が変わっていなくても，1年経過して血糖値が変わっていないとは限らないのです．

2 2型糖尿病患者では子の有無を確認する
- お子さんがまだ小さければ，子どもの頃からの食育や運動習慣の大切さをお話しします．
- お子さんが成人していれば，肥満にならないように，そして必ず健診を受けるように，親（＝2型糖尿病患者さん）から子によく話しておくようにお話します．
- お子さんが成人していてすでに肥満ならば，必ず血糖測定を受けるようにお勧めします．

3 2型糖尿病患者の親族に血糖測定を勧める
- 2型糖尿病患者さんのご両親，ご兄弟，お子さんは2型糖尿病家族歴があるので，血糖検査を受けたことがなければ，血糖測定をお勧めします．

4 患者の娘が妊娠したら，妊娠糖尿病について話す
- 2型糖尿病患者さんの娘さんが妊娠されたら，妊娠糖尿病についてお話しして，妊婦が尿糖や血糖測定をするようお勧めします．

こんな患者さんがいました

1 受診は親子で

- 2型糖尿病のご夫婦を診ていると，お子さんも2型糖尿病を発症して親子ともに診ることがあります．お子さんはご両親より発症年齢が早く，インスリン治療が早期から必要となる場合も多く，またご両親よりも合併症が進行している例も少なくありません．
- ご夫婦で糖尿病外来に通っている場合には必ずお子さんの有無を確認し，成人していれば若くても血糖測定を定期的に行うように勧めます．

2 若いのに，視力低下がきっかけで糖尿病と診断

健診を受けたことのない40歳代男性．視力低下が気になり，眼科を受診したところ，糖尿病網膜症による視力低下でした．健診を受診せず，糖尿病の診断が遅れ合併症はかなり進行していました．

健診を受けていれば視力低下をきたす前に糖尿病の診断ができていたでしょう．また，健診を受ける意義を知っていれば，健診を受けたことでしょう．

TAKE HOME MESSAGE

- 肥満の人には血糖測定（血圧，脂質，尿酸，肝機能なども）
- 2型糖尿病の家族歴がある人も血糖測定（祖父母，両親，おじ・おばまでも含む）
- 高齢者は太っていなくても血糖測定（がん検診も）
- 45歳以上になったら誰もが年に1回血糖測定（健診を受けましょう）
- 糖尿病，耐糖能異常は早期発見，早期治療が極めて重要!!

文　献
1) American Diabetes Association. Diabetes Care. 2016; **39** (Suppl 1): S4-S5
2) 清野　裕ほか．糖尿病．2012; **55**: 485-504
3) Knowler WC, et al. N Engl J Med. 2002; **346**: 393-403
4) Kosaka K, et al. Diabetes Res Clin Pract. 2005; **67**: 152-162

〔大西　由希子〕

2 患者さんは十人十色

糖尿病患者との付き合い方，適切な医師―患者関係の構築

結論から先に

- 糖尿病の治療は食事療法と運動療法が重要です．したがって，治療効果が上がるか否かは，患者さんの自己管理がうまくいくかどうかによるところが大きいのです．
- 糖尿病の特徴は，慢性の疾患であることと，合併症によって様々な臓器が障害される全身疾患であることです．これらの点を患者さんに理解してもらうことが重要です．
- 糖尿病患者さんの受診のきっかけは様々です．高血糖に基づく口渇，多尿，多飲，体重減少などは糖尿病患者さんに見られる重要な自覚症状ですが，それらの症状を訴えない患者さんも少なくありません．
- 患者さんの糖尿病に対する理解度には大きな開きがあります．一人ひとりの理解度に応じたきめ細かい療養指導を心がけましょう．
- よりよい医師―患者関係を築き，早期治療に結びつけ，治療中断を防ぐことが大切です．

増えている糖尿病患者

- わが国の糖尿病患者の大多数を占める2型糖尿病は，近年，生活習慣の欧米化，肥満者の増加，高齢者の増加などを背景に増

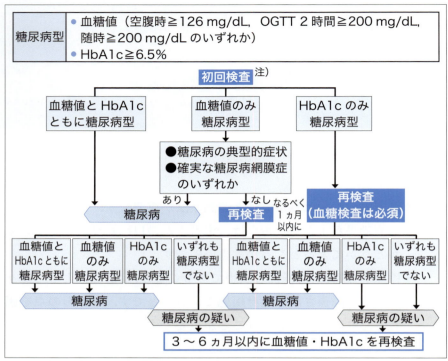

図1　糖尿病の臨床診断のフローチャート

注）糖尿病が疑われる場合は，血糖値と同時にHbA1c値を測定する．同日に血糖値とHbA1c値が糖尿病型を示した場合には，初回検査だけで糖尿病と診断する．

[清野　裕ほか．糖尿病．2012; 55: 494 より作成]

加しています．
- 受診のきっかけは様々です．職場や地域での健診で，高血糖，尿糖陽性など糖尿病に特有の検査所見があれば糖尿病が疑われます．

早期発見・早期治療が重要：早めに受診勧奨を

- 糖尿病の診断基準にHbA1c値も加わりました（**図1**）．
- 治療開始後の経過は，糖尿病と診断されて間もなく受診し，治

療を開始した人ほど血糖コントロールは順調に改善します．逆に，治療が遅れ高血糖に長期間曝されていた人では，血糖コントロールの改善は遅れます．
- **自覚症状の有無に関わらず，患者さんに早期受診・早期治療を勧めましょう．**

治療方針の決定には糖尿病の病型の鑑別も重要です

- 1型糖尿病であればインスリン治療が不可欠です．治療が遅れると著しい高血糖やケトーシスに陥り，自覚症状が顕著となります．
- 2型糖尿病であれば，まず食事療法と運動療法を開始します．血糖値が高いからといってすぐに SU 薬（スルホニル尿素薬）やインスリンを注射するのではなく，患者さんの高血糖を引き起こしている生活習慣を見極め，その是正を指導しましょう．
- 治療方針を立てる前に，「その他の糖尿病」の可能性も検討しましょう．糖尿病を引き起こしている原疾患（例えば内分泌疾患など）があれば，その治療が先決です．
- 糖尿病の治療を開始するときには，糖尿病が慢性の病気であること，全身に様々な合併症を引き起こす全身の病気であることを患者さんにきちんと伝え，理解してもらうことが重要です．

治療中断を防ぐ：目の前の患者の 10 年後，20 年後の合併症のない姿を考えて

- 患者さんが，自覚症状がないからと通院を中断してしまったらどうなるでしょうか？ 通院の中断が治療の中断でないことを祈るばかりです．
- ここでの「治療の中断」とは，決して経口糖尿病治療薬の休薬

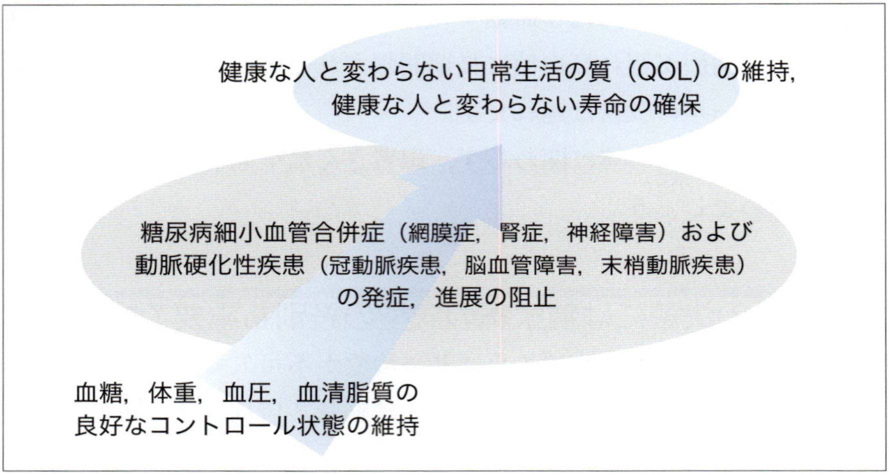

健康な人と変わらない日常生活の質（QOL）の維持，
健康な人と変わらない寿命の確保

糖尿病細小血管合併症（網膜症，腎症，神経障害）および
動脈硬化性疾患（冠動脈疾患，脳血管障害，末梢動脈疾患）
の発症，進展の阻止

血糖，体重，血圧，血清脂質の
良好なコントロール状態の維持

図2　糖尿病治療の目標
［日本糖尿病学会　編・著：糖尿病治療ガイド2016-2017，p26，文光堂，東京，2016 より許諾を得て転載］

やインスリン注射の中止のことだけを言っているのではありません．食事療法や運動療法を忘れてはいませんか．患者さんが糖尿病がもう治ったと考えていませんか．もし，血糖値が基準値になったからといって，食事療法や運動療法を止めてしまえば，再び高血糖となり合併症が徐々に進行してしまう可能性が高いことを伝えましょう．

糖尿病の治療の目標を説明し，理解してもらうこと（図2）

- **高血糖だけでなく，体重，血圧，血清脂質の是正を図る**ことの重要性を理解してもらうことが大切です．
- 糖尿病があっても糖尿病がない人と同じQOL（生活の質）を維持し，寿命をまっとうすることができるように指導します．
- 医師（主治医）は患者さんの性格を理解するように努め，生活

習慣の是正から，血糖値，体重などの改善につながるような成功体験を積ませることが大切です．

こんな患者は良いコントロールは困難？：
患者と日々接している医療従事者に聴いてみました

- 糖尿病はどういう病気？という問いにいつも答えられない患者さんがいます．医療従事者の説明が上手でないのかもしれませんが，指導する側が，患者さんの立場に立って説明する必要があります．
- 長年服用している内服薬や注射薬の名前を正しく答えられない患者さんがいます．お薬手帳を多くの患者さんが携帯しているので，以前に比べれば服用している薬を覚えているようになりました．しかし，それぞれの薬の作用と，その特有な副作用についての理解はまだまだ不十分です．低血糖の症状も正しく答えられる人は多くないように思います．投与開始時だけではなく，繰り返し説明する必要があります．
- 患者さん自身で「自己管理ノート」に記入した血糖自己測定の記録が疑わしいと思われるケースがときどき見受けられます．主治医に良いデータを示したいという患者さんの気持ちは理解できますが，良い数値が並んでいる自己管理ノートを見て喜んでばかりいても始まりません．治療方針の決定，注射量の調節などに重要なデータであることを理解してもらわなければなりません．
- 来院間隔と処方した薬の量が合わない患者さんは少なくありません．薬の飲み忘れ，食事回数が減ったことなどは容易に理解できますが，何ヵ月も違っていても言い訳する患者さんがいます．

- 患者さんのキャラクターは十人十色です．来院のたびに1ヵ月間の食事内容，血糖値，血圧，飲酒，外食などの記録を克明に記録したノートを持参する几帳面な患者さんがいます．一方では，飲酒，喫煙など生活習慣を修正できない患者さんが少なくありません．療養指導にあたる医療従事者は患者さんの食習慣はもちろん性格も把握するよう努める必要があります．
- 「低血糖はありますか？」と聴いても，「低血糖の症状はどんな症状ですか？」と答える患者さんが少なくありません．これは患者さんに対する療養指導が不十分だったことを示しているにほかなりませんが，実際には患者さんは何度も低血糖症状について説明を受けているに違いありません．大切なことは，繰り返し説明する必要があります．

TAKE HOME MESSAGE

①患者さんに早めに伝えていただきたいこと
- 治療の成否は自己管理の成否によること
- 早期治療と治療継続の重要性
- 食事療法・運動療法の重要性と効果の大きさ
- 使用する薬剤の作用と副作用

②患者さんの性格を見極め，病状に応じたきめ細かい指導を！

文　献
1) 日本糖尿病学会 編・著：糖尿病診療ガイドライン 2016，南江堂，東京，2016

（岩本 安彦）

3 落ち込んでしまいました

糖尿病と診断され心的動揺のある患者のケア

結論から先に
- 糖尿病患者さんの心理・特徴を客観的に理解します．
- 患者さんと信頼関係を築き療養上の問題を明確にするために面談を行います．
- 患者さんに正しい知識の習得をしてもらいます．
- 療養行動ができるようチームで取り組みます．

糖尿病患者の心理と特徴
- 初めて糖尿病と診断された患者さんには何通りかの受け取り方があります．
  ①糖尿病になったけど何が悪いのか分からない方
  ②糖尿病の知識が中途半端にあり一生治らない病気と絶望的になっている方
  ③糖尿病になってしまった自分（暴飲暴食をしていたなど）を責めて落ち込んでいる方
  ④糖尿病を医師に治してもらおうと考える方
  ⑤糖尿病になってしまったことは仕方ないから，これからどうすれば良いか考える方
  など，心理状態は様々です．しかし，多くの方は糖尿病と診断され少なからず落ち込み，動揺しています．その気持ちは日々

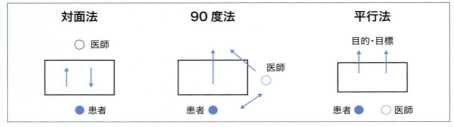

図1 座る位置

変化していきます．医療従事者は糖尿病であることを受け入れられるよう気持ちに寄り添い支援する必要があります．

具体的にどうする？

- 初めて糖尿病と診断された患者さんには，先に示したように様々なとらえ方があります．そのような患者さんの言語・非言語的表現を理解するために面接を行います．

1 環境を整える

- 個室で行います．
- 医療従事者と患者さんの座る位置にも配慮します（図1）．
- 対面法では患者さんと向かい合って，まさに教える，質問するというような威圧的な感じがします．この座り方は常に相手を見なければならない緊張する座り方です．
- 90度法は両者がリラックスできる座り方です．また，両者が同じものを見ながら話すことができます．患者さんとの面談はこの座り方が適しています．
- 平行法はとても親しい者同士の座り方です．同じ目的や目標を持っていないと話は平行線をたどります．

2 必要な情報を整理しておく

- 職業，生活スタイル（食事時間，出張は多いか，夜勤などをし

ていないかなど),運動習慣,喫煙・飲酒の有無,外食・間食の習慣,家族背景など.

3 質問方法

- 具体的な方法としては closed question（閉じた質問）と open question（開いた質問）を使い分けます.
- closed question（閉じた質問）とは「はい」か「いいえ」,もしくは単純な返答をしてもらうための質問です（例：「朝食は全部食べましたか？」「薬は飲みましたか？」など）.この質問は短時間で必要な情報を得ることができますが,尋問のように感じてしまう可能性があるので注意が必要です.
- open question（開いた質問）とは「はい」か「いいえ」の一言で返答できない質問です（例：「体のだるさはいかがですか？」「医師から糖尿病と言われたことに対してどんなお気持ちですか？」など）.この質問では患者がより具体的に答えられるようにします.

4 正しい知識の習得方法

- 待合室のテレビでの糖尿病に関連した DVD の上映.
- 分かりやすいパンフレットの配布.
- 患者さんの目につく場所へのポスター掲示.
- 月に1〜2回,糖尿病教室を開催する：教室は患者同士のコミュニケーションの場になり,病気を受け入れやすくなります.
- 教育入院を実施している糖尿病専門施設への入院を勧める：入院することで合併症精査,治療方針決定,教育がトータルで行えます.初めに時間をかけて糖尿病を理解し,治療を開始することがセルフケア継続に結びつきます.

5 チームで取り組む

- 医師は病歴の問診,身体所見の診察,治療方針決定だけでかなりの時間を要します.なので,情報収集にはチームで患者さん

に関わりましょう．そして，その情報をチームで共有することが患者支援につながります．
- 看護師（できれば糖尿病療養指導士，糖尿病認定看護師など）は，患者さんの話を傾聴し，療養上の問題点を明確にして療養上のアドバイスを行います．
- 栄養士は，食事について栄養指導を行います．そのとき基本的なことばかりでなく，患者さんの個別性を理解し，実際にはどうするかなど具体的対策を指導します．
- 薬剤師は，薬剤の特性の説明などを行います．入院中の服薬指導では個別的な指導を行います．

こんなときどうする？

1 初めて糖尿病と言われた方への対応

- 糖尿病になったけど何が悪いのか分からない方には，正しい知識の習得が必要です．糖尿病とはどのような病気かを説明し，自身の身体の状態を理解するのを手助けします．
- 糖尿病の知識が中途半端にあり一生治らない病気と絶望的になっている方には，医療従事者主導で話すのではなく患者主導で話してもらい，自分に起きている問題を整理してもらいましょう．糖尿病に関する知識がどの程度あるかを確認し，不足している知識を補います．
- 糖尿病になってしまった自分（暴飲暴食をしていたなど）を責めて落ち込んでいる方には，その思いを話してもらい，前向きになれるよう関わります．原因となる習慣はあったかもしれませんが，今後良い習慣へ変えていくことで状態が改善する可能性を説明します．
- 糖尿病を医師に治してもらおうと考える方には，糖尿病は食事・

運動療法などのセルフケアが血糖コントロールに大きく関係する病気であることを説明します．
- 糖尿病になってしまったことは仕方ないから，これからどうすれば良いか考える方にも，正しい知識を習得してもらいます．療養上の問題点を挙げてもらい，実現可能な目標を立てて，実行してもらえるよう手助けします．

2 インスリン注射を拒否している方へのその理由ごとの対応

- 「注射は痛そうだから…」：実際にインスリンの針を見てもらい，針の長さ，太さなど説明します．
- 「人前でインスリンなんてできないよ」：超速効型インスリンであれば食直後から1時間以内なら注射可能であることを説明し，食後にトイレなどで注射してみてはどうか提案します．
- 「インスリン注射が始まるなんて糖尿病がもう末期じゃないですか」：インスリンの働きと患者さんの内因性インスリン分泌について説明し，なぜインスリン注射が必要かを説明します．また，インスリン療法は最後の治療ではなく薬物療法の1つであり，メリットも多いことを説明します．
- 「インスリンが始まると低血糖になるのが怖いです」：使用するインスリンの薬効を，写真つきのリーフレットなどで説明します．正しい知識と適切な対処があれば，過度に怖がらなくて良いことを説明します．低血糖症状，低血糖対処方法として，よくアメやチョコレートで対処している患者さんがいますが，糖の吸収に時間がかかってしまうため，ブドウ糖 10 g/回をとることを勧めます．15分程度で症状が改善されます．それでも症状が改善しなければ同じ量のブドウ糖をもう一度とるよう勧めます．砂糖でも対処できますが，α-グルコシダーゼ阻害薬を内服中の場合は吸収が遅くなるので適していません．

Take Home Message

- 糖尿病と診断された患者さんに「これをやるのは当たり前!」と言い切ってはいけません.
- セルフケア行動を起こしてもらうためには,患者さんの話を聴き,理解をし,信頼関係を築くことが大切です.
- 正しい知識を習得してもらい,その人に合った療養を患者さんとともに考え,アドバイスします.

文　献
1) 日本糖尿病療養指導士認定機構:糖尿病療養指導ガイドブック2016―糖尿病療養指導士の学習目標と課題―,メディカルレビュー社,大阪,2016
2) 平野　勉(監),柏崎純子(著):見てできる臨床ケア図鑑 糖尿病看護ビジュアルナーシング,学研メディカル秀潤社,東京,2016
3) 日本糖尿病学会 編・著:糖尿病治療ガイド 2016-2017,文光堂,東京,2016

〔松田 由維〕

4 ブドウ糖負荷試験はいつ行うか

75gOGTTを行うべき症例と結果の解釈

結論から先に

- 75 g経口ブドウ糖負荷試験（75gOGTT）は糖尿病の診断に用いられる検査[1]の1つです（p10の図1参照）．ブドウ糖75 gを経口負荷しその後の糖処理能を調べる検査であり，軽い糖代謝異常の有無を調べる最も鋭敏な検査法です．
- 最近は糖尿病の診断や経過観察には血糖とHbA1c（グリコヘモグロビン）の測定が中心に行われ，75gOGTTを行う機会は少なくなっていますが，

75gOGTTは空腹時血糖値や随時血糖値あるいはHbA1c値測定で判定が確定しないときに，糖尿病かどうかを判断する有力な情報を得ることができる優れた検査です．

どのようなケースに75gOGTTが行われるか？

- 臨床の場では，明らかな糖尿病症状が存在するものとケトーシスの場合を除き，下記のような場合に75gOGTTを行います．
  ①空腹時血糖値が110〜125 mg/dL，随時血糖値が140〜199 mg/dL，HbA1c値が6.0〜6.4％の現在糖尿病の疑いが否定できない方

②高血圧，脂質異常症，肥満など動脈硬化リスクをもち，空腹時血糖が 100 〜 109 mg/dL，HbA1c 値が 5.6 〜 5.9％で糖尿病でなくとも将来糖尿病の発症リスクが高い方
③上記がなくとも，糖尿病家族歴や肥満がある方

○ 特に糖尿病の疑いが否定できない場合には 75gOGTT が強く推奨され，将来糖尿病の発症リスクが高い場合にもなるべく行うことが望ましいと考えられています．

75gOGTT が適さないケース
- １型糖尿病，糖尿病性ケトアシドーシス，空腹時高血糖，感染症状のある患者には代謝異常の増悪を引き起こす可能性があるため，75gOGTT は禁忌です．
- インスリノーマや胃切除後の患者さんでは検査結果が低値となる可能性があり，留意が必要です．

具体的にどうする？
- 朝まで 10 時間以上絶食の後，空腹のままで来院してもらいます．この検査は午前 9 時頃までに開始することが望ましいです．
- まず，空腹状態で採血し血糖値を測定し，次にブドウ糖（無水ブドウ糖 75 g を水に溶かしたもの，またはでんぷん分解産物の相当量）を飲用してもらいます．
- ブドウ糖負荷後，30 分，1 時間と 2 時間に採血し血糖値を測定します．同時に免疫反応性インスリン（immunoreactive insulin：IRI）を測定します．

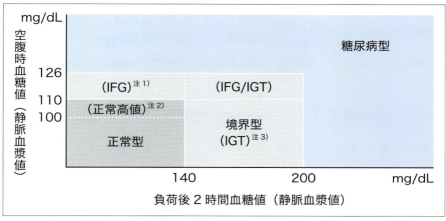

図1　空腹時血糖値と75gOGTT 2時間値による判定区分

注1）IFGは空腹時血糖値110〜125 mg/dLで，2時間値を測定した場合には140 mg/dL未満の群を示す（WHO）．ただしADAでは空腹時血糖値100〜125 mg/dLとして，空腹時血糖値のみで判定している．

注2）空腹時血糖値が100〜109 mg/dLは正常域ではあるが，「正常高値」とする．この集団は糖尿病への移行やOGTT時の耐糖能障害の程度からみて多様な集団であるため，OGTTを行うことが勧められる．

注3）IGTはWHOの糖尿病診断基準に取り入れられた分類で，空腹時血糖値126 mg/dL未満，75gOGTT 2時間値140〜199 mg/dLの群を示す．

ADA：米国糖尿病学会

［日本糖尿病学会 編・著：糖尿病治療ガイド2016-2017, p23, 文光堂, 東京, 2016より許諾を得て転載］

異常値を示す病態

- 空腹時血糖時と負荷後2時間血糖値（75gOGTT 2時間値）の結果から判別することの1つとして正常型・境界型・糖尿病型を判定し（**図1**），もう1つとしてインスリン抵抗性の評価とインスリン分泌能の推定を行います．
- また，負荷前の血糖値，血中インスリン値よりインスリン抵抗性（homeostasis model assessment-insulin resistance：

$$\text{Insulinogenic Index (I.I.)} = \frac{\varDelta 血中インスリン値（30 分値－0 分値）(\mu U/mL)}{\varDelta 血糖値（30 分値－0 分値）(mg/dL)}$$

糖尿病では，この値が 0.4 未満となり，境界型でも 0.4 未満のものは糖尿病への進展率が高い

$$\text{HOMA-IR} = 空腹時インスリン値(\mu U/mL) \times 空腹時血糖値(mg/dL) / 405$$

正常：1.6 以下，インスリン抵抗性：2.5 以上

図2 インスリン抵抗性とインスリン分泌指数の算出方法

HOMA-IR），負荷後 30 分の血糖値，血中インスリン値を測定することで，インスリン分泌指数（insulinogenic index：I.I.）を算出することが可能です．HOMA-IR は 1.6 以下が正常，2.5 以上でインスリン抵抗性があると判断され，I.I. は糖尿病型では 0.4 未満となります（**図2**）．

境界型で特に注意する点

食後高血糖型は大血管症へのリスクが大

- 境界型は 2 つに分類できます
  ① 空腹時血糖値 110 mg/dL 以上 126 mg/dL 未満：IFG（impaired fasting glucose，空腹時血糖異常）
  ② 2 時間血糖値 140 mg/dL 以上 200 mg/dL 未満：IGT（impaired glucose tolerance，耐糖能異常）
- 境界型は糖尿病と同様に，基本的な病態はインスリン作用不足による慢性の高血糖状態を主徴とする代謝疾患群と考えられます．この状態を診断するために有効な検査値は空腹時血糖値と 75gOGTT 2 時間値です．

- 境界型であっても I.I. ＜ 0.4 を示す場合は糖尿病へ進展しやすいです．
- 細小血管症のリスクは糖尿病発症後に上昇することが知られていますが，大血管症のリスクは境界型の中でも IGT から上昇することが舟形研究などのデータから知られています．アジア人を対象とした調査において，75gOGTT 2 時間値のみが高値を示した糖尿病型の死亡リスクは正常型の約 3.5 倍高く，また境界型よりもリスクが高いです[2]．すなわち空腹時血糖が例え正常であっても，食後血糖値が明らかに高い人は死亡リスクが上昇することから，食後高血糖型は特に注意が必要です．
- 境界型，ことに IGT に対しては動脈硬化性疾患のスクリーニングを行い，特に肥満，脂質異常症，血圧上昇，喫煙など大血管症の危険因子を併せもつ場合は積極的な介入が必要です．

この臨床試験がブレイクスルー

- フィンランドの the Finnish Diabetes Prevention Study（DPS）[3]，米国の Diabetes Prevention Program（DPP）[4]，多国籍研究 the Study to Prevent Non-Insulin-Dependent Diabetes Mellitus（STOP-NIDDM）[5] は IGT に対する介入により IGT から糖尿病への進展防止の重要性を指摘した大規模臨床比較試験です．
- DPS，DPP は生活習慣介入により糖尿病発症リスクが 58％，さらに DPP ではメトホルミン投与が糖尿病発症リスクを 31％減少することを報告しました．
- STOP-NIDDM はα-グルコシダーゼ阻害薬（アカルボース）が糖尿病発症リスクを 25％減少することを示しました．

個人的な経験で言えば

- 実臨床の場では負荷前と負荷後2時間血糖値の測定のみを実施されているケースが散見されます．しかし，採血回数を増やし，血中インスリン測定を行うことでさらに多くの情報が得られるため，手順通りに実施すべきです．
- IGTを早期発見して，生活習慣の改善を行い，肥満を有する場合はその解消を行うと，糖尿病への進展リスクを減少させることができます．
- 75gOGTTを軽症2型糖尿病に対して行い，患者さんのインスリン分泌能を把握することで膵β細胞機能を評価し，適切な治療介入法が考慮できます．
- 75gOGTTをどの程度の間隔で繰り返すか指針はありません．耐糖能障害の重症度に応じて可能であれば年一度の間隔で評価することが望ましいです．

こんな患者さんがいました

39歳男性．1年前の健診時，身長176 cm，体重74 kg，ウエスト周囲長88 cm，空腹時血糖値110 mg/dL，HbA1c値5.6％，血圧130/78 mmHg，TG 186 mg/dL，糖尿病家族歴あり．

生活習慣指導を実施し2ヵ月後の再検査で空腹時血糖値は98 mg/dL，HbA1c値5.4％と改善しましたが，今回の健診で体重77 kg，空腹時血糖値110 mg/dL，HbA1c値5.8％と悪化．75gOGTTを実施したところ，空腹時血糖値107 mg/dL，糖負荷後60分値は187 mg/dL，2時間値は156 mg/dL．IGTと判定しました．

TAKE HOME MESSAGE

- 75gOGTT は IGT の拾い上げに非常に重要な検査です．早期に境界型を見つけること，定期的に検査を実施することで代謝状態の把握ができ，適切な介入を行うことによって糖尿病の新規発症の抑制につながる可能性があります．
- 検査結果から得られる情報であるインスリン抵抗性，インスリン分泌指数などは，患者さんの状態把握のみならず，その後の治療方針の決定にも有用です．

文　献
1）日本糖尿病学会 編・著：糖尿病治療ガイド 2016-2017, 文光堂，東京，2016
2）Tominaga M, et al. Diabetes Care. 1999; **22**: 920-924
3）Tuomilehto J, et al. N Engl J Med. 2001; **344**: 1343-1350
4）Diabetes Prevention Program Research Group. N Engl J Med. 2002; **246**: 393-403
5）Chiasson JL, et al. Lancet. 2002; **359**: 2072-2077

（中神 朋子）

5 1型か2型か迷う

1型糖尿病と2型糖尿病の鑑別診断

結論から先に

- インスリン非依存状態にある初期の緩徐進行1型糖尿病は，しばしば2型糖尿病に類似した臨床像を呈します．
- 2型糖尿病として経過中に，グルタミン酸脱炭酸酵素（glutamic acid decarboxylase：GAD）抗体あるいは膵島細胞抗体（islet cell antibody：ICA）の陽性が判明したら緩徐進行1型糖尿病と診断されます．
- 一見2型糖尿病様であっても，糖尿病の新規発症（診断）時にはGAD抗体を測定し，緩徐進行1型糖尿病と2型糖尿病を鑑別しましょう．
- 2型糖尿病として治療経過中に，血糖コントロールに苦慮するケースや血糖コントロールの急激な悪化を診た場合には，緩徐進行1型糖尿病の可能性を考え，GAD抗体の測定を考慮しましょう．

緩徐進行1型糖尿病の特徴は？

- 糖尿病発症（診断）時はインスリン非依存状態ですが，その後数年かけてインスリン分泌能が徐々に低下し，最終的にインスリン依存状態へと進行する1型糖尿病です．

- 診断上，GAD 抗体あるいは ICA（保険未収載）が陽性であることが必須であり，膵β細胞に対する自己免疫の関与が示唆されます．実際，インスリン非依存状態にある GAD 抗体陽性糖尿病患者さんの膵生検において，膵島炎を確認し得た症例が報告されています[1]．
- 病初期には，GAD 抗体が陽性であること以外は 2 型糖尿病様の臨床像を呈することから，糖尿病の新規発症（診断）時には GAD 抗体を測定し，初期の段階から緩徐進行 1 型糖尿病を見逃さないよう注意することが大切です（**図 1** のポイント 1）．

緩徐進行 1 型糖尿病の診断手順は？

- 2012 年に緩徐進行 1 型糖尿病の診断基準が策定されました（**表 1**）．
- 診断のポイントは，
  ① 2 型糖尿病としての治療経過中に GAD 抗体あるいは ICA の陽性が判明する
  ② 糖尿病の発症や診断時にケトーシスやケトアシドーシスがない
  ③ 診断当初は，高血糖を是正する上でインスリン療法が直ちに必要とならない，の 3 点です．
- 緩徐進行 1 型糖尿病では，糖尿病の新規発症（診断）後おおむね 3 ヵ月間はインスリンを使用しなくても 2 型糖尿病としての一般的な治療法で高血糖の是正が可能であることが，急性発症 1 型糖尿病との鑑別点となります[2]．
- 日本糖尿病学会 1 型糖尿病調査研究委員会による全国調査によると，臨床的に 2 型糖尿病と考えられる発症 5 年以内の糖尿病症例の約 10％が緩徐進行 1 型糖尿病であると報告されていま

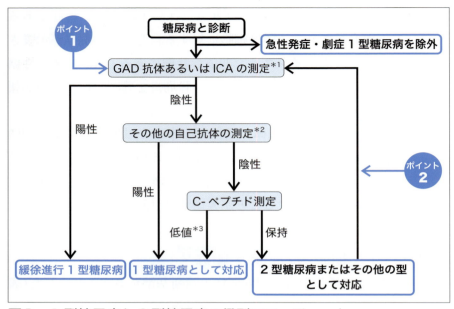

図1　1型糖尿病と2型糖尿病の鑑別フローチャート

ポイント1：一見2型糖尿病様であっても，実は緩徐進行1型糖尿病が隠れていることがあります．糖尿病診断時にはGAD抗体を測定し，緩徐進行1型糖尿病を見逃さないようにしましょう．

ポイント2：2型糖尿病として治療経過中に，GAD抗体の陽性あるいは陽転化が判明することがあります．必要に応じてGAD抗体の再検を考慮しましょう．

＊1：ICAは保険未収載の検査項目です．
＊2：IA-2抗体，IAA，ZnT8抗体（p33のColumn参照）
＊3：明確な基準はなく，臨床的に判断します．

す[3]．一見2型糖尿病様であっても，糖尿病の新規診断時には，GAD抗体を測定し，"**隠れた1型糖尿病**"を見落とすことのないように注意しましょう．

表 1　緩徐進行 1 型糖尿病の診断基準（2012 年）

【必須項目】
1. 経過のどこかの時点でグルタミン酸脱炭酸酵素（GAD）抗体もしくは膵島細胞抗体（ICA）が陽性である[a]．
2. 糖尿病の発症（もしくは診断）時，ケトーシスもしくはケトアシドーシスはなく，ただちには高血糖是正のためインスリン療法が必要とならない[b]．

判定：上記 1，2 を満たす場合，「緩徐進行 1 型糖尿病（SPIDDM）」と診断する．

[a] Insulinoma-associated antigen-2（IA-2）抗体，インスリン自己抗体（IAA）もしくは亜鉛輸送担体 8（ZnT8）抗体に関するエビデンスは不十分であるため現段階では診断基準に含まない．
[b] 清涼飲料水ケトーシス（ケトアシドーシス）で発症した場合はこの限りではない．

【参考項目】
1) 経過とともにインスリン分泌能が緩徐に低下し，糖尿病の発症（もしくは診断）後 3 ヵ月を過ぎてからインスリン療法が必要になり，高頻度にインスリン依存状態となる．なお小児科領域では，糖尿病と診断された時点で，ただちに少量（0.5 単位/kg 体重以下）のインスリン投与を開始することがある．内科領域でも GAD 抗体陽性が判明すると，インスリン分泌低下阻止を考慮してインスリン治療がただちに開始されることがある．
2) GAD 抗体や ICA は多くの例で経過とともに陰性化する．
3) GAD 抗体や ICA の抗体価にかかわらず，インスリン分泌能の低下がごく緩徐であるため，あるいは変化しないため，発症（診断）後 10 年以上たってもインスリン依存状態まで進行しない例がある．

［文献 2 より作成］

2 型糖尿病の診断ならびに緩徐進行 1 型糖尿病との鑑別ポイントは？

- 2 型糖尿病は一般的に除外診断です．糖尿病の診断基準を満たし，かつ 1 型糖尿病やその他の原因による糖尿病（遺伝子異常や二次性糖尿病，妊娠関連など）を除外して診断します．GAD 抗体を含む膵島関連自己抗体は陰性です．
- したがって，緩徐進行 1 型糖尿病と 2 型糖尿病は GAD 抗体あるいは ICA を測定することによって両者を鑑別することがで

- 緩徐進行1型糖尿病の約20％は肥満を有しますので[3]，肥満の有無で両者を鑑別することはできません．

2型糖尿病として治療中に緩徐進行1型糖尿病が強く疑われる場合とは？

- 2型糖尿病として治療中にGAD抗体の陽性または陽転化が判明し，緩徐進行1型糖尿病と診断されることがあります（**図1**のポイント2）．一見2型糖尿病様であっても以下のような場合は，緩徐進行1型糖尿病の可能性を念頭に置いてGAD抗体の測定を考慮しましょう[4]．

①経口血糖降下薬による治療効果が現れにくく，血糖コントロールが非常に悪い（平均HbA1c値約10％）
②血糖コントロールの急激な悪化例
③高血糖症状や体重減少を急に認めた場合
④非肥満例（ただし肥満例も30％にみられる）
⑤血清C-ペプチド低値例（主として肥満のないインスリン使用者）

緩徐進行1型糖尿病を疑ってGAD抗体を測定しましたが陰性でした．その場合，他の膵島関連自己抗体を測る必要がありますか？

- 膵島関連自己抗体には，GAD抗体やICAのほかにinsulinoma-associated protein 2（IA-2）抗体，インスリン自己抗体（insulin autoantibodies：IAA），亜鉛輸送担体8（zinc transporter 8：ZnT8）抗体があります（Column参照）．
- いずれも急性発症1型糖尿病の診断には有用とされています

が，緩徐進行 1 型糖尿病の診断や 2 型糖尿病との鑑別については一定の見解がありません[2]．実際，緩徐進行 1 型糖尿病の診断基準にこれらの抗体は含まれておらず，緩徐進行 1 型糖尿病と 2 型糖尿病の鑑別には用いられません．しかし，これらの抗体が陽性だった場合，筆者は（緩徐進行）1 型糖尿病に準じた対応を行っています（**図 1**）．

- 2 型糖尿病として経過中にインスリン分泌能の高度な低下（ときに枯渇状態）を認めても，GAD 抗体や ICA が陰性の場合は緩徐進行 1 型糖尿病と診断することができません．しかし，筆者は 1 型糖尿病に準じた対応を行っています（**図 1**）．このような症例の一部は，過去に陽性だった自己抗体が経過中に陰転化した緩徐進行 1 型糖尿病を診ている可能性があります．

Column 保険診療上の注意事項

IA-2 抗体の測定には保険請求上ある一定の測定条件を満たす必要があります．IAA はインスリン使用歴のない患者に対してインスリン抗体を測定し，同抗体が検出された場合にインスリン自己抗体と判断しますが，1 型糖尿病の診断目的で保険請求することはできません．ZnT8 抗体は，保険未収載の検査項目です．

GAD 抗体の測定法が RIA 法から ELISA 法に変更となりました．
ELISA 法の特徴や測定結果を解釈する際の注意点はありますか？

- わが国では 2015 年 12 月から GAD 抗体の測定法が radioimmunoassay（RIA）法から enzyme-linked immuno-sorbent assay（ELISA）法に変更となりました．ELISA 法は，RIA 法よりも測定感度が向上しています．また，急性発症 1 型糖尿病の診断に対する感度と特異度の改善が海外の検証機関で報告されています．

● ところが一部の症例において，RIA 法と ELISA 法で陽性・陰性の判定結果に乖離が生じることがあり，問題となっています．特に緩徐進行 1 型糖尿病の場合は，GAD 抗体（RIA 法）がおおむね 20 U/mL 以下の抗体陽性例において，ELISA 法で陰性となるケースが見られています[5]．この場合，緩徐進行 1 型糖尿病として経過を診るべきなのか，それとも 2 型糖尿病として新たに扱うべきなのか，現時点において一定の見解がありません．わが国では緩徐進行 1 型糖尿病に関する多くの重要なエビデンスが RIA 法によって示されてきたことから，日本糖尿病学会では RIA 法と ELISA 法の判定結果に乖離が生じた場合は，従来の RIA 法の結果を優先して診療するよう推奨しています[6]．

TAKE HOME MESSAGE

一見 2 型糖尿病様であっても，糖尿病の新規発症（診断）時や血糖コントロールの急な悪化を診たとき，血糖コントロール不良の状態が続く場合には GAD 抗体を測定し，緩徐進行 1 型糖尿病と 2 型糖尿病を鑑別しましょう．

文　献
1) Shimada A, et al. Diabetes Care. 1999; **22**: 615-617
2) 田中昌一郎ほか．糖尿病．2013; **56**: 590-597
3) 田中昌一郎ほか．糖尿病．2011; **54**: 65-75
4) Oikawa Y, et al. Diabetol Int. 2017（inpress）
5) 及川洋一ほか．医と薬学．2015; **72**: 1551-1560
6) 日本糖尿病学会：GAD 抗体測定法の変更への対処法に関する Recommendation, 2016 <http://www.jds.or.jp/modules/important/index.php?page=article&storyid=60.>（2017/8）

（及川 洋一）

6 将来，糖尿病になりますか？

2型糖尿病発症のハイリスク患者と一次予防のポイント

結論から先に

- 空腹時血糖値 100 〜 125 mg/dL と，HbA1c 値 5.7 〜 6.4％という 2 つの基準[注]で分類すると，将来的に糖尿病発症リスクが高い人を絞り込むことができます[1].
[[注] 米国糖尿病学会の pre-diabetes 診断基準より]
- 健診で初めて糖尿病を指摘された人のうち，毎月 1 回の通院を開始した人は，放置した人と比較して，翌年の健診で HbA1c 値が改善する可能性が高まります．

具体的にどうする？

- まずは，健診を受けることの重要性をすべての人に認識してもらう必要があります．
- 特に，高血圧症や脂質異常症などだけで病院に受診している方は，「定期的に病院を受診しているから」ということを理由に健診を受けていないことも多いので注意が必要です．
- 病院に定期的に通いながら，数年間血液検査も尿検査も受けていない方なども珍しくありません．
- どんな人でも，少なくとも年 1 回は空腹時血糖値および HbA1c 値を測定する必要があります．外来患者さんには，「毎年，健診を受けているか」をしっかりと聴く必要があります．

- 健診で空腹時血糖値高値あるいは HbA1c 値高値を認めた方には，将来糖尿病を発症するリスクが高いことを伝え，食事療法および運動療法の実践と，今後も健診を受け続ける重要性を伝える必要があります．
- 初めて糖尿病を指摘された方には，糖尿病合併症を防ぐために食事療法・運動療法を実践していく重要性を伝えて，今後は定期的に病院を受診して血液・尿検査を受けることが大事だと伝える必要があります．

なぜ考え方が変わったか

- 糖尿病治療の重要性が指摘されるようになってから長い年月が経ちましたが，依然として糖尿病患者数は増加し続けています．
- 臨床医は糖尿病の発症後の治療を担うという意識が強いようですが，糖尿病合併症を防ぐ最も有効な手段は糖尿病そのものの予防です．
- そもそも，境界型も含め糖尿病にならなければ合併症は起きませんし，頻回の通院や薬も不要で，手間も費用もかかりません．
- 今までの考えを改めて，糖尿病の発症後の治療だけでなく，糖尿病の発症自体を予防することにもっと力を入れていく必要があります．

この臨床試験がブレイクスルー

- ①空腹時血糖値 100 〜 125 mg/dL と，② HbA1c 値 5.7 〜 6.4％という2つの基準で分類すると，将来的に糖尿病発症リスクが高い人を絞り込むことができます．
- すなわち，「①，②いずれの基準にも当てはまらない人（＝空腹時血糖値 99 mg/dL 以下かつ HbA1c 値 5.6％以下）」と，「ど

ちらか片方のみ当てはまる人」「両方に当てはまる人」の5年間の糖尿病発症リスクを比較すると，それぞれ約6倍，約32倍にも達します（**図1**）[1]．
- このようなリスクに基づく絞り込みにより，少ない時間と労力を高リスク者に集中させて，臨床医として効率の良い予防医療が可能となります．
- 健診で初めて糖尿病を指摘された方のうち，毎月1回の通院を開始した方は，放置した方と比較して，翌年の健診でHbA1c値が1%以上改善する可能性が10〜14倍も高まることが明らかになっており[2]，健診における糖尿病診断をいかに効率良く受診に結びつけるかは，われわれ臨床医も一緒になって考えるべき問題です．

個人的な経験で言えば

- 健診で初めて高血糖を指摘された方には，今後の糖尿病発症リスクが高いことをしっかり説明し，その時点で糖尿病発症予防のための食事療法・運動療法の指導ならびに今後も定期的な血液・尿検査を受けることの重要性を伝えることが大切です．
- また，筆者としては，境界型糖尿病や糖尿病の方に「糖尿の気があるから気をつけなさい」と言葉を濁して伝えるだけで終わることが一番良くないことだと思います．
- しっかりと，「境界型糖尿病です」や「糖尿病です」と診断名を告げて，境界型糖尿病の時点で内因性インスリン分泌低下は進んでいることを伝え，できる限り早期に食事療法・運動療法を実践し，糖尿病合併症を引き起こすことなく健康的な生活を送っていけるように，早いうちから指導していく必要があります．

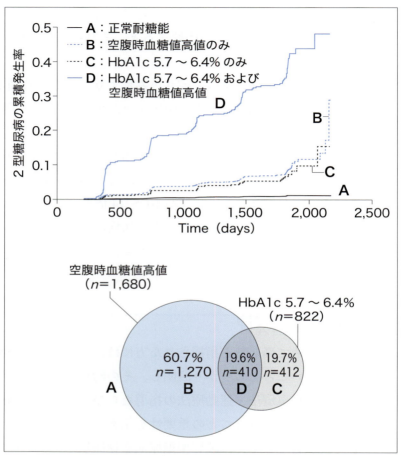

図1 Kaplan-Meier法を用いて，治療開始時のスクリーニング判定と，その後の糖尿病発症率を比較した結果

空腹時血糖値高値およびHbA1c値高値の両方で判定された人では，糖尿病発症率が飛躍的に上昇しました．空腹時血糖値高値のみ，またはHbA1c値高値のみで判定された人では，有意な差は認められませんでした．

［文献1より作成］

こんな患者さんがいました

- 「糖尿病は合併症が怖い病気」という認識はあるようですが,「**境界型糖尿病の時点で糖尿病の合併症は進み始めている**」ことを伝えると驚く人が少なくありません.
- 「糖尿病を発症しなければ糖尿病合併症を起こすことはない」という誤った認識をもっている方が多くいます.
- **境界型糖尿病は糖尿病発症の入り口であるのと同時に,その時点で糖尿病合併症は進行し始めている**ことを伝え,早期のうちから食事療法と運動療法の実践および継続的な検査を受けることを指導していくことが大切です.

TAKE HOME MESSAGE

- 健診で空腹時血糖値高値あるいはHbA1c値高値を認めた人には,今後の糖尿病発症率が高いことを伝えて,早期に食事療法・運動療法を行う重要性を指導していきましょう.
- 定期的に検査を受けることの重要性を説明し,通院中断に至らないようにしましょう.

文　献
1) Heianza Y, et al. Lancet. 2011; **378**: 147-155
2) Heianza Y, et al. J Epidemiol Community Health. 2014; **68**: 1189-1195

（鈴木　浩史）

7 外来の検査プランニング

一般内科で行うべき糖尿病の検査項目と頻度

結論から先に
- 糖尿病の指標（血糖値，HbA1c値など）に加え，体重，血圧，血清脂質などを診て総合的に治療を進めます．
- 一度はインスリン分泌能や膵島関連自己抗体も測定します．
- 境界型糖尿病は糖尿病に準ずる状態であり，血糖，血圧，血清脂質などに積極的に介入し，3〜6ヵ月に1回程度は採血します．

具体的にどうする？

1 毎回検査するもの
- **血糖値**：空腹時血糖値を主に測定しますが，ときには食後血糖（食後2時間）値，随時血糖値の測定も有効です．
- **HbA1c**（グリコヘモグロビン）値：過去1〜2ヵ月の平均血糖値を反映しますが，HbA1c値と平均血糖値に乖離がある場合に留意が必要です（**表1**）．通常4.6〜6.2％が基準範囲で，6.5％以上を糖尿病型とします．
  - 糖尿病の管理目標としては，日本糖尿病学会では，①血糖正常化を目指す際：6.0％未満，②合併症予防のため：7.0％未満，③治療強化が困難な際：8.0％未満，の3段階に分類されています．
  - 高齢者については，2016年，別に管理目標が定められてい

表 1 HbA1c 値と平均血糖値に乖離が出やすい状況

HbA1c 異常低値	HbA1c 異常高値
・赤血球寿命の短縮時 　- 失血後 　- 溶血性貧血 　- 血液透析 　- 肝硬変 　- 脾機能亢進 　- 鉄欠乏性貧血の改善期 　- エリスロポエチン製剤投与後 　- 自己血採取後の貧血の回復期 ・妊娠 ・輸血後 ・異常ヘモグロビン血症 　（低値にも高値にもなりうる） ・血糖コントロールの急速な悪化	・腎不全（保存期） ・アルコール多飲 ・乳び血症 ・高ビリルビン血症 ・アスピリンの大量服用 ・ビタミン C の大量服用 ・HbF（胎児ヘモグロビン）高値 ・異常ヘモグロビン血症 　（低値にも高値にもなりうる） ・血糖コントロールの急速な改善

　　ます（28 章参照）．
　・保険算定上，HbA1c と後述のグリコアルブミン，1,5-AG は同時に検査できません．
● **グリコアルブミン**：過去 2 〜 3 週間の血糖の平均値と相関し，HbA1c 値による評価が困難な場合（前述）に有用です．基準範囲は 11 〜 16％程度であり，合併症がなく血糖コントロールが安定している場合，グリコアルブミン（％）／HbA1c 値（％）比は約 3（2.1 〜 3.3 程度）です．
● **1,5-AG**（1,5-アンヒドログルシトール）：過去 2 〜 3 日の血糖値の平均値と相関し，基準値は 14 μg/mL 以上です．腎不全，妊娠，SGLT2 阻害薬内服下では低値となることがあります．
● **体重**：肥満者ではまずは 5％程度の体重減少を目標とします．
● **血圧**：動脈硬化を基盤とした心血管疾患の一次・二次予防には血圧管理が重要です．
　・わが国の『エビデンスに基づく CKD 診療ガイドライン 2013

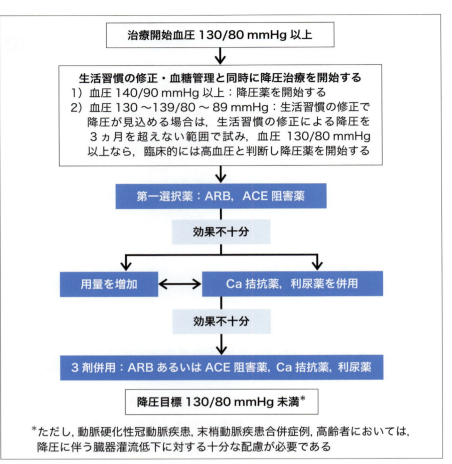

図1 糖尿病に合併する高血圧の治療
ARB：アンジオテンシンⅡ受容体拮抗薬，ACE：アンジオテンシン変換酵素
［日本高血圧学会：高血圧治療ガイドライン 2014，ライフ・サイエンス出版，東京，p78，2014 より許諾を得て転載］

（JSN2013）』，『高血圧治療ガイドライン 2014（JSH2014）』では，糖尿病合併高血圧例の降圧目標は 130/80 mmHg 未満とされています（**図1**）．

・高齢者では原則として，高齢者における降圧目標（65 〜 74 歳

表2 糖尿病患者の脂質管理目標値

冠動脈疾患	脂質管理目標値（mg/dL）			
	LDL-C	HDL-C	TG	non-HDL-C
なし	<120	≧40	<150	<150
あり	<100 (<70*)		<150	<130 (<100*)

＊非心原性脳梗塞，末梢動脈疾患（PAD），慢性腎臓病（CKD），メタボリックシンドローム，主要危険因子の重複，喫煙を合併した場合
LDL-C値は，TG値が400 mg/dL未満の場合，Friedewaldの式（LDL-C＝TC－HDL-C－TG÷5）で計算するのが望ましい．
TG値が400 mg/dL以上，および食後採血の場合は，non-HDL-Cを参考にする．non-HDL-Cとは，TCからHDL-Cを引いたもの．
［日本動脈硬化学会：動脈硬化性疾患予防ガイドライン2017年版，2017を参考に作成］

では140/90 mmHg未満，75歳以上では150/90 mmHg未満）とし，忍容性があれば慎重に130/80 mmHg未満を目指します．

2 毎回から3〜6ヵ月に1回程度検査するもの

- 脂質系［TC（総コレステロール），HDL-C（HDLコレステロール），LDL-C（LDLコレステロール），TG（中性脂肪）］：動脈硬化の発症に強く影響しますので，スタチン，フィブラートなどによる積極的な介入が必要です（**表2**）．
- 腎機能［BUN（尿素窒素），Cr（クレアチニン）］
- 肝機能［AST（グルタミン酸オキサロ酢酸トランスアミナーゼ），ALT（グルタミン酸ピルビン酸トランスアミナーゼ），γ-GTP（γ-グルタミルトランスペプチダーゼ），LDH（乳酸脱水素酵素），ALP（アルカリホスファターゼ）など］
- 末梢血：貧血が進行する場合には消化管系腫瘍のスクリーニングも行います．
- 尿検査［**尿潜血，尿蛋白定性は毎回，尿中微量 Alb**（アルブミン）は少なくとも年に1〜2回］

3⃣ **年に 1 回程度検査するもの**
- 胸部 X 線検査，心電図，負荷心電図：糖尿病患者さんでは無痛性心筋梗塞を起こすことがありますので，負荷心電図の施行は慎重に判断し，できれば心エコーを先に行うようにします．

4⃣ **糖尿病患者を受け持ったら一度は検査するもの**
- 免疫反応性インスリン（immunoreactive insulin：IRI）：健常者の空腹時 IRI 値はおおむね 5 〜 10 μU/mL であり，早朝空腹時で 15 μU/mL 以上の場合はインスリン抵抗性の存在が示唆されます．
  - インスリン抵抗性の指標の 1 つに HOMA-IR（homeostasis model assessment-insulin resistance）があります．

  $$\text{HOMA-IR} = 空腹時\,\text{IRI}(\mu\text{U/mL}) \times 空腹時血糖値(\text{mg/dL}) \div 405$$

  1.6 以下の場合は正常，2.5 以上の場合はインスリン抵抗性ありと考えます．
  - インスリン分泌能の指標の 1 つに HOMA-β があります．

  $$\text{HOMA-}\beta = \frac{空腹時\,\text{IRI}(\mu\text{U/mL}) \times 360}{空腹時血糖値(\text{mg/dL}) - 63}$$

  基準値は 40 〜 60．
  - 両 HOMA は，およそ IRI 0 〜 40 μU/mL，血糖値 72 〜 234 mg/dL 程度の範囲で有効です．
- 血中 C- ペプチド（C-peptide reactivity：CPR，24 時間尿中 C-ペプチド排泄量）：CPR は膵 β 細胞でのインスリン合成過程の副産物で，内因性インスリン分泌を反映します．インスリン治療中の患者さんやインスリン抗体陽性症例で有用です．腎障害時には血中 CPR は上昇します．
  - 空腹時血中 CPR の基準値はおおむね 1 〜 3 ng/mL で，0.6 ng/mL 未満でインスリン依存状態と判断します．

- ・24 時間尿中 CPR は 20 μg/ 日以下がインスリン依存状態の目安です．
- **GAD 抗体，膵島関連自己抗体**：自己免疫機序で発症する 1 型糖尿病では，膵島細胞抗体（islet cell antibody：ICA），グルタミン酸脱炭酸酵素（glutamate decarboxylase：GAD）抗体など，数々の膵島関連自己抗体が陽性になることが多いです．
  - ・緩徐進行 1 型糖尿病（SPIDDM）は，2 型糖尿病（特に非肥満）と類似した推移を示し，膵島関連自己抗体が持続的に陽性を示します．インスリン分泌が保たれている段階の SPIDDM を診断できる唯一の検査であり，糖尿病と診断された時点で一度は測定することが勧められます．
  - ・GAD 抗体価が 10 U/mL 以上の場合，インスリン依存に進行する可能性が高く，インスリン加療を早期から開始することでその進行を抑えられる可能性が示唆されています[2]．

5 内服薬によって特に留意する項目

- **ビグアナイド薬**：腎機能，肝機能
  - ・腎・肝機能障害では乳酸アシドーシスの危険があるため禁忌です．eGFR が 30 mL/ 分 /1.73 m^2 未満の場合には禁忌，eGFR が 30 〜 45 mL/ 分 /1.73 m^2 の場合には慎重投与とされています．
- **チアゾリジン薬**：肝機能
  - ・重篤な肝機能障害者には使用できません．
- **スルホニル尿素（SU）薬**：腎機能，肝機能
  - ・腎・肝機能障害がある場合は遷延性低血糖のリスクがあり注意が必要です．高度腎機能障害では禁忌です．
- **速効型インスリン分泌促進薬**（グリニド薬）：腎機能，肝機能
  - ・腎機能障害がある場合は遷延性低血糖のリスクがあります．重篤な腎機能障害ではナテグリニドは禁忌です．

- DPP-4 阻害薬：腎機能，肝機能，膵酵素（膵炎の報告あり），胸部 X 線や KL-6（シアル化糖鎖抗原；間質性肺炎の報告あり）
  - 腎機能障害がある場合は，一部の DPP-4 阻害薬で投与量減量が必要です．
  - 軽度腎機能低下例（Cr 1.0 mg/dL 以上）や高齢者では，SU 薬と DPP-4 阻害薬の併用開始時に重篤な低血糖を起こす危険があるため，腎機能の確認は必須です．
  - 副作用に膵炎，間質性肺炎の報告があります．
- α-グルコシダーゼ阻害薬（α-GI）：肝機能
  - アカルボースでは重篤な肝障害例の報告があり，定期的な（最初の 6 ヵ月は月 1 回）肝機能検査が必要です．
- SGLT2 阻害薬：腎機能，尿検査（尿路感染症，ケトン体の有無）
  - 腎機能低下例では効果が減弱し，腎不全と透析例では使用できません．
  - 尿路感染症の発現に留意が必要です．また，脱水症状を起こすおそれがあり，血糖値がそれほど高くないケトアシドーシス症例が報告されているため，ケトン体の有無をチェックします．

⑥ 糖尿病コントロールが悪化した際に検査する項目

- 耐糖能が悪化した場合，膵臓がんや膵炎，自己免疫性膵炎など，糖尿病以外の膵疾患も念頭に置きます．血液検査では**膵酵素**（アミラーゼ，リパーゼ，エラスターゼ），**腫瘍マーカー**（CA19-9，DUPAN-2，Span-1 など），**IgG4** や**画像検査**（腹部エコー，CT，MRI など）が有効です．
- 膵臓がんに限らず悪性腫瘍で血糖値上昇を認める報告は多く，例えば胃がん，大腸がん，肝臓がん，乳がん，前立腺がん，腎がんなどが挙げられます．

- 炎症性疾患や身体的ストレス時（肺炎や蜂窩織炎などの感染症，狭心症や無痛性心筋梗塞など）のときにも血糖コントロールの悪化がしばしば見られます．

7 気づいたときに検査する項目（糖尿病患者が罹患しやすい疾患や二次性糖尿病を起こす疾患）

- **睡眠時無呼吸症候群**（sleep apnea syndrome：SAS）では，間欠的低酸素血症と覚醒反応の反復が，交感神経の亢進，インスリン抵抗性悪化につながり，高血圧症や 2 型糖尿病の発症リスクを高めると考えられています．
  - SAS 合併により心血管イベントの発生率が上昇するため，積極的な介入が必要です．
  - まずは簡易検査としてアプノモニター（簡易睡眠時呼吸検知装置）を行います．
- **NAFLD**（non-alcoholic fatty liver disease，非アルコール性脂肪性肝疾患），**NASH**（non-alcoholic steatohepatitis，非アルコール性脂肪肝炎）
  - 2 型糖尿病と慢性肝疾患とは関連が強く，肝硬変が 2 型糖尿病の発症に関与するだけでなく，糖尿病自体が NAFLD/NASH を進行させ，肝硬変を引き起こします．NASH は肝細胞がんへ進展するリスクを有します．
  - 明らかな飲酒歴やウイルス性肝炎がなく，血液検査で AST，ALT（AST＞ALT で ALT が 100 IU/L 以上），コリンエステラーゼ（Ch-E），TG，TC などが上昇している場合に疑います．
- **free T3**（遊離トリヨードサイロニン），**free T4**（遊離サイロキシン），**TSH**（甲状腺ホルモン），**レニン，アルドステロン，ACTH**（副腎皮質刺激ホルモン），**コルチゾール，IGF-1**（insulin-like growth factor-1）など
  - 二次性糖尿病をきたしやすい内分泌疾患に，末端肥大症，クッ

シング症候群，甲状腺機能亢進症，褐色細胞腫，原発性アルドステロン症（primary aldosteronism：PA）などがあり，疑いを持った場合に調べます．
・全高血圧患者さんの3〜10％は実際にはPAと報告されています．血漿アルドステロン濃度（PAC；pg/mL）と血漿レニン活性（PRA；ng/mL/時）の比（ARR = PAC/PRA）200以上をスクリーニング陽性とし，専門施設に紹介します．

なぜ考え方が変わったか

- 日本の糖尿病患者の死因は，①がん，②感染症，③血管障害であり，がんや感染症の予防や早期発見に加え，血管障害の発症防止は重要課題です．特に動脈硬化性心血管合併症（大血管症）は，血糖のみならず，血圧，脂質も含めた多因子の厳格な治療が重要であることが複数のランダム化比較試験（RCT）からエビデンスとして得られています[3-5]．

この臨床試験がブレイクスルー

- **Steno-2 Study**[5-7]：厳格な血糖コントロールだけでなく，脂質，血圧なども含めた多因子への集学的治療が，細小血管障害のみならず大血管症を大幅に減少させることを示したRCTです．

TAKE HOME MESSAGE

糖尿病患者の診察では，
- 糖尿病，高血圧，脂質など多角的に診察し，一度はインスリン分泌や膵島関連自己抗体なども評価します．
- 使用薬剤によって留意する検査項目が変わります．
- 悪性腫瘍，SAS や NAFLD/NASH など，糖尿病患者が罹患しやすい疾患にも広く留意します．

文　献
1）日本糖尿病学会 編・著：糖尿病治療ガイド 2016-2017，文光堂，東京，2016
2）Maruyama T, et al. J Clin Endocrinol Metab. 2008; **93**: 2115-2121
3）Tajima N, et al. Atherosclerosis. 2008; **199**: 455-462
4）Colhoun HM, et al. Lancet. 2004; **364**: 685-696
5）Gaede P, et al. N Engl J Med. 2003; **348**: 383-393
6）Gaede P, et al. Lancet. 1999; **353**: 617-622
7）Gaede P, et al. N Engl J Med. 2008; **358**: 580-591

（石黒 喜美子）

8 合併症はありませんか？

合併症のスクリーニングに行うべき検査と頻度

結論から先に
- 合併症スクリーニングの意義は，啓発と早期発見による適切な治療です．
- 合併症は罹病期間で増え，年齢が若いうちは三大合併症，高齢化したら老化に関連する疾病を念頭に置きます．
- 患者さんごとに年間検査計画を立て，計画表を用意します．
- 問診では神経障害により症状がマスクされる可能性を考えます．

合併症スクリーニングの意義と限界

1 早期発見
- 網膜症など早期治療可能な合併症のスクリーニングは特に有意義です．

2 啓　発
- 合併症スクリーニングを通じて患者さんが合併症を知り，自身の合併症を把握します．
- 検査の目的，方法，結果，解釈，今後の対応について患者さんへの説明が重要です．

3 医療費削減
- 合併症治療費用は罹病期間が長くなると比重が高まります．
- 発症の予防や早期の治療が確実に医療費削減へとつながります．

4 限 界

- 虚血性心疾患を発見する目的での心電図などの有用性を示唆するエビデンスはなく[1]，冠動脈 CT でのスクリーニング[2]も糖尿病患者さんの死亡率やイベントの抑制はありません．
- 啓発の点を除くと，一般に有病率の低い合併症の検査は陽性的中率が低く，有病率の高いものと事前に疑わしい所見のあるものを優先して検査すべきです．

合併症スクリーニングの内容と頻度（表1）

- 罹病期間の増加とともに合併症が増えるのでスクリーニングを徹底していきます．
- 若いうちは代表的な糖尿病合併症である三大合併症（神経障害・網膜症・腎症）および NASH，メタボリックシンドロームを中心に，高齢化したら老化に関連する慢性腎臓病（CKD），大血管症，悪性腫瘍，認知症，歯周病，整形外科的疾患，皮膚科疾患を念頭に置きます．

計画表の作り方

- 個々の患者さんの年間検査計画表を作成することで，スクリーニングに習熟できます．
- 電子カルテの掲示板機能なども活用できます．
- 必要に応じ医療連携による実施も検討しましょう．

問診のポイント

- 問診が最も重要ですが，神経障害が合併症の自覚症状をマスクしているかもしれません．問い方にも注意が必要で，「神経障害はありますか？」では陰性徴候はまず出てきません．
- 具体的に聴き，客観的な検査を積極的に行います．

表1 主な合併症と対応する検査

合併症名	必要な検査	確認・留意事項
糖尿病神経障害	問診,視診	足の違和感,便秘・下痢・動悸・立ちくらみ,普段から足が重要と話す
	他覚的所見	腱反射・振動覚・定性感覚検査(ピンプリック法など)初診時に行う.以後,足を診るときに確認
	自律神経機能検査(CV_{R-R})	心電図(ECG)とセットで行う.数値だけでなく波形を読む.立ちくらみ,勃起不全(ED),便秘・下痢などに関連
	神経伝達速度(NCV)測定	神経障害の程度を定量.波形からも判定
糖尿病網膜症	眼底検査	初診時必ず,その後最低毎年1回,眼科医指示により進める.1枚の眼底写真では不十分
	光干渉断層画像診断法(OCT)	黄斑浮腫など黄斑病変の検出.緑内障診断にも有用
	視野検査	緑内障を疑う眼圧・視神経乳頭異常のある場合に行う
	蛍光眼底造影	網膜症の無血管野の検出.光凝固療法の治療範囲を決める際に必要
糖尿病腎症	尿定性,尿沈渣	糖尿病腎症以外の腎疾患を見逃さないように注意する
	尿中アルブミン(Alb)	早期腎症の検出.顕性蛋白尿の場合は尿蛋白の定量を行う
	尿中L-FABP	尿潜血の影響を受ける
	クレアチニン(Cr),シスタチンC	年に数回以上行う.eGFR 60 mL/分/1.73 m^2 以下では大血管症のリスクにもなるため注意
	腹部エコーまたはCT	尿所見・Crの異常時に行う.初期に腫大,虚血状態では縮小し不整となる
末梢動脈疾患(PAD)	問診・視診・触診	歩行時悪化する足の違和感・疼痛,足の冷感,足の色調(紫),冬場の症状悪化を確認.喫煙習慣に関連.典型的な間欠性跛行は半数以上で見られない
	足関節上腕血圧比(ABI),足趾上腕血圧比(TBI)	年1回程度行う.高齢化とともにリスクが大きく上昇する.TBIは保温した後に測定する
	下肢動脈MRA・CTA・エコー	下肢虚血症状,ABI<0.9,TBI<0.6時に実施.近赤外線分光法(NIRS),皮膚組織灌流圧(SPP)検査,サーモグラフィなども有用
脳梗塞	問診	ふらつき,脱力,感覚障害の確認.発症の経過が急.症状の局在から脳内の病変が推定される
	CT,MRI	CTでは出血以外は診断が難しいケースがある
	頚動脈エコー	高血圧・脂質異常などを伴う場合に行う.虚血性心疾患のリスク評価にもなる
	脈波伝播速度(PWV)	脳梗塞リスクの評価として年に1回程度行う

合併症名	必要な検査	確認・留意事項
虚血性心疾患	心電図	年1回，健診実施時の波形を入手する．不安定狭心症では負荷をかけず専門医へ．それ以外は負荷心電図を行う．ホルター心電図も夜間の症状検出などに有用
	胸部X線	年1回．心胸郭比（CTR）の算出，動脈硬化の評価
	心エコー	心雑音聴取時に行う．心電図変化が乏しい場合の手がかりになり，拡張障害を検出できる
	シンチグラフィ，冠動脈CT	狭窄・虚血の程度，位置により治療が決定される
足病変	問診・視診	水虫，靴ずれ，画鋲を踏んだ，巻き爪になった，暖房器具でやけどした，などが足切断リスク．PAD，神経障害合併例でリスクが高い
	顕微鏡観察（KOH法）	治療開始前に真菌の存在を証明する．投薬前の検査必須の薬剤もある
認知症	問診	薬の内服，注射の実施，予約時間通りの来院などのアドヒアランス低下としても表れる．アルツハイマー型では分からないことを「あれ」「それ」と代名詞でごまかし取りつくろうため発見が遅れやすい
	HDS-R，MMSE	問診で疑われた際に定量的評価を与える．普段から用紙・アプリを準備すると実施しやすい
	CT，MRI，MRA，SPECT	脳血管型とアルツハイマー型の鑑別など
歯周病	歯科受診	年1回．HbA1cと歯周病は関連する
腱鞘炎	問診，触診，打診	ばね指・五十肩など整形外科的疾患は糖尿病によく合併する
骨折	問診	身長が4cm縮むと骨折の可能性．無自覚な骨折もある．高い骨密度でも骨折しうる
非アルコール性脂肪肝炎（NASH）	血液検査：肝機能・血小板数	年に数回行う
	腹部エコー	年1回行う．線維化を定量する機種もある
悪性腫瘍	各種画像診断	
睡眠時無呼吸症候群	問診	いびき，日中の傾眠・頭痛の確認．家人にも聞く．頸の太さ（頸部周囲径）はリスク
	ポリソムノグラフィ	治療の評価にも使用

L-FABP：尿中肝臓型脂肪酸結合蛋白，HDS-R：改訂長谷川式簡易知能評価スケール，MMSE：Mini-Mental State Examination

TAKE HOME MESSAGE

病歴・背景を意識した合併症のスクリーニングを個々に計画・実践し，適切な治療に結びつけましょう．

文　献
1）Wackers FJ, et al. Diabetes Care. 2004; **27**: 1954-1961
2）Muhlestein JB, et al. JAMA. 2014; **312**: 2234-2243
3）日本糖尿病学会　編・著：糖尿病治療ガイド 2016-2017，文光堂，東京，2016
4）日本糖尿病学会　編・著：糖尿病診療ガイドライン 2016，南江堂，東京，2016

〈櫛山　暁史〉

9 糖尿病とがん，がんと糖尿病

糖尿病患者に多いがんとそのスクリーニング

結論から先に
- 日本人糖尿病患者の死因第1位はがんです．もはや血管合併症ではありません．
- 糖尿病患者さんでは，肝臓がん，膵臓がん，大腸がんなど様々ながんのリスクが増加します．
- 糖尿病診療に際しては，糖尿病患者さんのがんのゲートキーパーであることが求められます．

具体的にどうする？
- 日本糖尿病学会・日本癌学会による合同委員会の報告[1]では，「糖尿病患者は，性別・年齢に応じて適切に科学的に根拠のあるがんのスクリーニングを受診するよう推奨される」として一般的ながん検診の活用を勧めています（**表1**）．
- 糖尿病初発時や，説明できない血糖コントロールの悪化に際しては常にがんの可能性，特に膵臓がんの可能性を念頭に精査しましょう．

糖尿病とがんの疫学
- 日本人糖尿病患者の死因のトップはすでに1990年代からがんであり，血管合併症を上回るようになりました[2]．2000年代に

表1　科学的根拠に基づくがん検診

「がん検診」の種類	対象者	実施間隔	検査方法
胃	40歳以上の男女	年1回	問診および胃部X線検査
子宮	20歳以上の女性	2年に1回	問診，視診，子宮頸部の細胞診および内診
肺	40歳以上の男女	年1回	問診，胸部X線検査および喀痰細胞診
乳腺	40歳以上の女性	2年に1回	問診，視診，触診および乳房X線検査（マンモグラフィ）
大腸	40歳以上の男女	年1回	問診および便潜血検査

［文献1より作成］

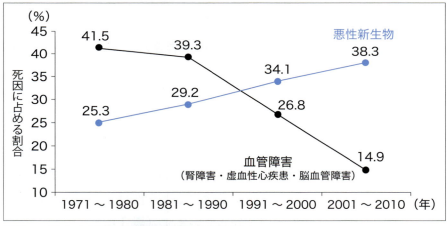

図1　日本人糖尿病患者の死因の変遷

［文献2より作成］

入って，その差はさらに拡大しています（**図1**）．
- 日本では2人に1人ががんになる時代．糖尿病患者さんにとって，がんになることは失明や透析よりはるかに現実的な問題です．
- さらに近年の疫学調査により，糖尿病患者は様々な部位のがん

表2 糖尿病と主ながんリスクに関するがん種別の国内外からの報告をまとめたメタアナリシスとわが国におけるプール解析

がん種	メタアナリシス 相対リスク（95%信頼区間）	わが国のプール解析 相対リスク（95%信頼区間）
胃がん	1.19（1.08-1.31）	1.06（0.91-1.22）
大腸がん	1.3（1.2-1.4）	1.40（1.19-1.64）
肝臓がん	2.5（1.8-2.9）	1.97（1.65-2.36）
膵臓がん	1.82（1.66-1.89）	1.85（1.46-2.34）
乳がん	1.20（1.12-1.28）	1.03（0.69-1.56）
子宮内膜がん	2.10（1.75-2.53）	1.84（0.90-3.76）
前立腺がん	0.84（0.76-0.93）	0.96（0.64-1.43）
膀胱がん	1.24（1.08-1.42）	1.28（0.89-1.86）

［文献1より作成］

罹患リスクが増加することが分かってきました．単なる偶然や，共通の危険因子（加齢・性別・肥満・運動不足・喫煙など）の影響だけではないようです．

- 糖尿病患者さんでは，肝臓がん・膵臓がん・子宮内膜がんのリスクが2〜2.5倍程度，大腸がん・乳がんのリスクが1.2〜1.3倍程度高くなります（**表2**）．
- 一方，前立腺がんについては0.8倍とリスクが低下します．
- 糖尿病を合併したがん患者さんでは，糖尿病がない場合に比べ周術期の死亡リスクが1.5倍になり，長期予後も劣る傾向があります．糖尿病があると，がん治療では不利なのです．

糖尿病とがんをつなぐメカニズム

- インスリン抵抗性による高インスリン血症の影響や，高血糖による酸化ストレスなどが注目されています．

- 慢性炎症の関与や，アディポサイトカインの分泌パターンの異常（低アディポネクチン血症や高レプチン血症など），あるいは腸内細菌叢の影響も疑われています．
- がん種によってメカニズムは異なり，また同じがんでも性別の影響を受ける可能性があります．

糖尿病患者のがんを見逃さない

- 説明できない血糖コントロールの悪化はがん，特に膵臓がんのサインかも．安易な経過観察や投薬強化は，致命的な診断の遅れを招きます．疑わしいときは腹部造影 CT を行います．
- 膵臓がんは糖尿病と最も因縁の深いがんです．わが国の膵癌登録報告によると，膵臓がん患者さんの既往歴では糖尿病が 25.9％とトップです．
- 新規糖尿病の陰には膵臓がんが隠れているかもしれません．糖尿病初診時も油断しないようにしましょう．
- 貧血は多くのがんのサインです．HbA1c 値を確認する際には Hb（ヘモグロビン）値も合わせてチェックします．
- 胃がん，大腸がんは頻度も高いことから，Hb 低下が見られた場合は，便潜血，内視鏡検査などによるスクリーニングを考慮します．
- 個人的には，がんのスクリーニングとして年 1 回下記の項目を検査しています．

> 胸部X線，便潜血，腹部エコー，
> CEA，CA19-9，PSA（男性の場合）

がん治療中の糖尿病管理

- 糖尿病患者さんのがん治療に際しては，手術や化学療法時はもちろん，ほぼすべての局面で糖尿病に対する配慮が求められます．がん専門医と糖尿病専門医の緊密な連携が不可欠です．
- 食事量の変動やシックデイに対する十分な患者教育を行います．
- 化学療法時は制吐薬として用いられるステロイドにより著明な高血糖をきたすことがありますが，高血糖により抗がん薬の作用が減弱する可能性が示唆されています（hyperglycemia-induced chemoresistanace）[3]．
- がん治療中に高血糖をきたす薬剤はステロイドだけではありません．エベロリムス（アフィニトール®）などの分子標的治療薬の一部にも要注意です．
- 免疫チェックポイント阻害薬のニボルマブ（オプジーボ®）やペムブロリズマブ（キイトルーダ®）による劇症1型糖尿病の発症にも今後警戒が必要です[4]．
- 糖尿病の既往のない症例でも，ステロイド投与や高カロリー輸液などによりがん治療中に糖尿病を発症するケースがあります．がん治療中は定期的な血糖測定を行います．

こんな患者さんがいました

- 長年糖尿病の自己管理に取り組んできた患者さんは，がんで予後が限られた状況でもなお，良好な血糖値を維持したいと努力することが少なくありません．
- どの程度の血糖コントロールを目指すかは，がん終末期であっても，患者さん自身のインフォームド・チョイスを尊重することが大切だと思います．

TAKE HOME MESSAGE

糖尿病患者をがんで看取る時代です．
①糖尿病患者のがんを見逃さない．
②がん治療中の血糖管理はもはやがん支持療法の一部です．

文　献
1) 糖尿病と癌に関する委員会．糖尿病．2013; **56**: 374-390
2) 中村二郎ほか：糖尿病．2016; **59**: 667-684
3) Zeng L, et al. Endocr Relat Cancer. 2010; **17**: 539-551
4) 日本糖尿病学会：免疫チェックポイント阻害薬に関連した劇症1型糖尿病の発症について．<http://www.jds.or.jp/modules/important/index.php?page=article&storyid=58.>（2017/6）

〈大橋　健〉

10 日本人ならではの食事療法

食事療法の基本,『食品交換表』の活用

結論から先に

- ●『食品交換表』に基づく食事療法は,適正なエネルギー量で,栄養バランスが良く,糖尿病合併症の抑制を図れる手法です.
- ●『食品交換表』は,違う表の食品との交換を避けることで,自然と栄養のバランスがとれる仕組みになっています.
- ●『食品交換表』をもとに,主治医と管理栄養士による適切な食事指導が継続されることが重要です.

糖尿病治療のための食事とは

- ●糖尿病の治療には,食事療法,運動療法,薬物療法(経口血糖降下薬,インスリン注射など)の3つの方法がありますが,食事療法は,どのような治療をしている人でも必ず行わなければならない治療の基本となります.
- ●2型糖尿病における食事療法は,総エネルギー摂取量の適正化によって肥満を解消し,インスリン作用から見た需要と供給のバランスを円滑にし,高血糖のみならず糖尿病の種々の病態を是正することを目的としています.
- ●インスリンの作用は,糖代謝のみならず脂質ならびに蛋白質代謝など多岐に及んでおり,これらは相互に密接な関連をもつことから,食事療法を実践するにあたっては,個々の病態に合わ

せ，高血糖のみならずあらゆる側面からその妥当性が検証されなければいけません．
- 長期にわたる継続を可能にするためには，安全性とともにわが国の食文化あるいは患者さんの嗜好性に対する配慮が必須です．
- 諸外国においても，生活習慣の介入による肥満の是正が重要視され，そのために総エネルギー摂取量を調整し，合併症に対する配慮の上で三大栄養素のバランスを図ることが推奨されています．しかし，各栄養素についての推定必要量の規定はあっても，相互の関係に基づく適正比率を一意に定めるに十分なエビデンスはいまだ乏しいです．このため，三大栄養素のバランスの目安は健常者の平均摂取量に基づいているのが現状ですが，糖尿病では動脈硬化性疾患や糖尿病腎症など種々の臓器障害を合併することから，予防のためのそれぞれの食事療法が設定されており，その中で栄養素摂取比率を勘案することが求められています．
- 実際には個々の症例の長期にわたる食習慣を加味した個別の食事指導を実践することが必要とされます．したがって，血糖値，血圧，血清脂質値，身長，体重，年齢，性別，合併症の有無やエネルギー消費（身体活動）などを十分に評価して，エネルギー摂取量を調節する必要があります．肥満者や高齢者においては，エネルギー摂取量を低く設定することが多いです．
- 個々の症例ごとに適切な体重は異なり，過去の体重歴や現在のBMI（body mass index）を考慮した目標体重を設定し，良好な血糖コントロールを保てる体重を維持できることが重要です．
- エネルギー摂取量の適正化は，肥満の是正やインスリン抵抗性の改善に有用です．過度のエネルギー摂取制限は短期的には可能だが，途中で脱落する症例を多く認めます．

- 適切な体重を維持できるエネルギー摂取を行っても血糖値などのコントロールが不十分な場合には，他の治療法でコントロール目標の達成を図ります．

『食品交換表』とは

- 『糖尿病食事療法のための食品交換表』（以下『食品交換表』）は，糖尿病の食事療法とは何か，どのような食品のとり方が望ましいのか，という観点から作成された食事療法のバイブルです[1]．
- 『食品交換表』に従って食事計画を立て，異なる栄養素を含む食材を過不足なく選べば，治療にふさわしいエネルギー量，栄養素を摂取できる仕組みとなっています．
- 日本糖尿病学会が推奨する『食品交換表』に基づくエネルギー調整とは，糖尿病治療の原則である個人のライフスタイルを尊重しながら，適正なエネルギー量で，栄養バランスが良く，規則正しい食事を実践し，糖尿病合併症の発症または進展の抑制を図れる手法です．
- 『食品交換表（第7版）』[1]には適正な摂取エネルギーの計算方法が記載されています．また三大栄養素の配分についても，「炭水化物を指示エネルギーの50〜60％，たんぱく質を標準体重1 kgあたり1.0〜1.2 g，残りを脂質でとるようにしましょう」と記載されています．

『食品交換表』の特徴

- 『食品交換表』には大きな特徴が3つあります．
  ① われわれが日常用いている食品のそれぞれについて，それらに含まれている主な栄養素の組成により，4群の6表と調味料に分類しています．

②各食品群に共通の単位を作り，1単位を80 kcalと定め，1単位に相当する各食品の重量を示しています．
③各群の各表と調味料に分類した食品1単位あたりに含まれる栄養素量の平均を算定し，食品分類表に示しています．

『食品交換表』における食品の分類

- 『食品交換表』において，各食品は以下のように分類され，表で示されています（食品分類表）．Ⅰ群は炭水化物を多く含む食品で，これを表1と表2に分類し，Ⅱ群はたんぱく質を多く含む食品で，これを表3と表4に分類しています．Ⅲ群は脂質を多く含む食品で表5に，Ⅳ群はビタミン・ミネラルを多く含む食品で表6になっています．この他に調味料として，みそ，みりん，砂糖などが収載されています．
- 1単位あたりの栄養素の平均含有量［炭水化物（g）：たんぱく質（g）：脂質（g）］は表1で18：2：0，表2で19：1：0，表3で1：8：5，表4で7：4：4，表5で0：0：9，表6で14：4：1，調味料で12：3：2となります．

『食品交換表（第7版）』を用いた食事指導の実際

1 1日の指示単位を決定する

- 標準体重と生活活動強度の積として，主治医が1日の指示エネルギーと栄養素の摂取量を決定します．『食品交換表』を使用する場合，指示エネルギー量を1単位80 kcalで割って1日の指示単位を決定します．

2 どの表から何単位とるか

- 栄養素のバランスは，先に述べたように炭水化物，たんぱく質，脂質が適正な比率を示すように各表から選択します．食事に占

表 1 指示単位，炭水化物の割合 60・55・50％の配分例（単位配分表）

15 単位

	表 1	表 2	表 3	表 4	表 5	表 6	調味料
60%	7	1	2.5	1.5	1	1.2	0.8
55%	6	1	3.5	1.5	1	1.2	0.8
50%	5	1	4.5	1.5	1	1.2	0.8

18 単位

	表 1	表 2	表 3	表 4	表 5	表 6	調味料
60%	9	1	3.5	1.5	1	1.2	0.8
55%	8	1	4.5	1.5	1	1.2	0.8
50%	7	1	5	1.5	1.5	1.2	0.8

20 単位

	表 1	表 2	表 3	表 4	表 5	表 6	調味料
60%	10	1	4.5	1.5	1	1.2	0.8
55%	9	1	5	1.5	1.5	1.2	0.8
50%	8	1	6	1.5	1.5	1.2	0.8

23 単位

	表 1	表 2	表 3	表 4	表 5	表 6	調味料
60%	12	1	5	1.5	1.5	1.2	0.8
55%	11	1	6	1.5	1.5	1.2	0.8
50%	10	1	7	1.5	1.5	1.2	0.8

める炭水化物の割合を 60・55・50％とした 3 通りの 1 日の指示単位（指示エネルギー量）の配分例（単位配分表）が掲載されています．配分例を表に示します（**表 1**）．

- 食事に占める炭水化物の割合を，合併症，肥満度，嗜好などにより，60・55・50％より主治医が選択します．肥満例では減量目的に 50％を選択するなど考慮します．ただし，炭水化物の割合を 50％にすると，たんぱく質が標準体重 1 kg あたり 1.2 g を超える場合が多くあるので，腎症の進んだ方には使用できな

いことが多く注意が必要であること，また脂質の摂取過多につながることにも注意が必要です．

3 食品の交換

- 『食品交換表』のメリットは，違う表の食品との交換を避けることで，栄養素の調整を考えなくても自然と栄養のバランスがとれる仕組みになっている点です．食品の交換の原則は，違う表の食品とは交換しないこと，そして同じ表の食品は同じ単位ずつ交換できることです．

TAKE HOME MESSAGE

・糖尿病の食事療法は，毎日の食事を楽しみながら根気良く続けることが大切です．

・日本人の伝統的な食文化を基軸とし，実際の食事に合わせて工夫された『食品交換表』の使い方を正しく理解するとともに，現代の食生活にも柔軟に対応して食事療法を継続すること，さらに個々の治療の状況を見ながら，必要に応じて栄養素の配分を見直すことが大切です．

文　献

1）日本糖尿病学会：糖尿病食事療法のための食品交換表，第7版，文光堂，東京，2013

（福井 道明）

11 こんな運動ならできる

運動療法指示の基本

結論から先に

- 運動習慣のない患者さんは，生活活動の増加，下肢・体幹の低強度のレジスタンス運動から始めます．定期的な運動習慣が形成された後は，速足のウォーキングなど中強度の有酸素運動を週3・4回，合計150分以上行うよう指示しますが，運動種目の選択の幅を広げて主体的な選択を促すことが運動継続には重要です．あわせて座位行動の減少にも配慮します．

糖尿病外来の現状と従来の運動プログラムの課題

- 特定保健指導やデータヘルス計画により，中強度運動をすぐ始められる元気な糖尿病患者さんや予備群の多くは，職域の保健指導の対象となっています．
- 医療機関の外来は，高齢糖尿病患者さんや合併症を有する患者さんが主となっています．ウォーキングのような画一的な運動プログラムの対象となりにくく，そもそも虚弱予防の運動療法が必要なことも多いです．
- 一方，ウォーキングは運動強度や時間などを設定しやすく運動療法の導入には向いていますが，若年成人〜中年にとって「肘を曲げて速足で歩く」といったプログラムは単調です．長期継続が難しいために効果発現に至らないことも多いです．

運動療法開始時のリスク管理

- 中高年者の運動中の心血管イベントは,主に急性心筋梗塞とそれによる突然死です.これは,運動不足で体力レベルの低い方が,高強度の運動を急に始めた場合に起こりやすいです.しかし,定期的な運動習慣は心血管イベントのリスクを減少させるので,当初は強度の低い運動から開始し,積極的に運動に取り組むことが望ましいと考えられます.
- 米国スポーツ医学会の最新の運動参加のアルゴリズム(2017年)[1]では,対象者を運動習慣の有無に分けた上で,心血管病・代謝疾患(糖尿病を含む)・腎疾患の既往と,徴候・自覚症状の有無で,医学的な評価の必要性をまとめています.運動習慣のある無症候の糖尿病患者さんは,心血管病の既往があっても,医学的評価なしに中強度運動(速足のウォーキング相当)を継続して良いとする一方,運動習慣のない糖尿病患者さんでは,心血管病を疑わせる自覚症状がなくても,医学的な評価が必要としています.
- 米国スポーツ医学会/米国糖尿病学会のポジションスタンド(2010年)[2]では,低強度運動(日常生活の歩行など)には,多段階運動負荷心電図は不要としています.したがって,運動負荷試験が行えない状況では,運動習慣のない糖尿病患者さんは,まず日常の生活活動の増加を指示し,これによって定期的な運動習慣が形成された後に,系統的な運動を指示するのが望ましいでしょう.
- ポジションスタンド[3]では,合併症として自律神経障害や顕性腎症がある場合,中強度運動を行うには多段階運動負荷試験を推奨しており,対応が必要です.網膜症,末梢神経障害などの合併症による運動の制限は,従来の教科書で学んで下さい.

運動への導入：生活活動と低強度のレジスタンス運動

- 糖尿病や他の代謝疾患に対する低強度運動のエビデンスは不足しています．糖尿病患者さんに持続血糖測定（CGM）を用いた検討で，朝食後の 60 分間の低強度運動がその後の血糖値を低下させていますが，HbA1c 値への影響は不明です．
- しかし，運動習慣のない方では，通勤，仕事，家事などの低強度の生活活動が，総エネルギー消費量を主に規定しており，生活活動の増加を指示すると総エネルギー消費量が増加する可能性があります．日常の歩数，歩行や自転車で移動した距離・時間，座位行動の中断回数などを知らせるスマートフォンアプリの利用も検討すべきです．
- 生活活動の多くは非意図的に行うものなので，仕事場の作業環境や「立ったまま会議」など職場デザインの変更，個人レベルでは，長時間の座位が続くと手首をタップして座位行動の中断を指示するウェアラブル端末の利用といった対応も必要かもしれません．
- 高齢の糖尿病患者さんでは，系統的な運動療法の前に虚弱への対応が必要な場合も多いです．階段上りや自重を使った下肢・体幹のレジスタンス運動とストレッチングにより，有酸素運動の安全性（転倒しにくい），有効性（速く歩ける）の向上，虚弱予防が期待できます．
- 診察室内のスタッフ（医師，看護師）には，レジスタンス運動やストレッチングの指導は難しいので，運動の専門家（理学療法士，健康運動指導士など）との連携が必要です．

糖尿病運動療法の4つの機序

1 急性効果

- 糖尿病の運動療法では，複数の機序で血糖コントロールやインスリン感受性の改善が起こります．それぞれの機序から見た運動の必要条件は相反することもあり，機序を理解しないと運動療法の指示内容は非常に分かりにくいです．

- 1回の運動がもたらす効果を急性効果と呼びます．運動筋でATP消費により骨格筋AMP kinaseが活性化されてインスリン刺激とは別経路で糖が取り込まれ，数時間遅れてインスリンシグナル伝達系の活性化も生じます．筋グリコーゲン量が増えるとAMP kinase活性は抑制されるため，運動後に食事を摂取し筋グリコーゲンの再合成が始まると，運動の急性効果は減弱します．

- 食後2時間以内に運動した場合に運動前後の血糖値は有意に低下し，2～6時間，>6時間での血糖低下は有意でなかったとの報告[3]もあります．

- 急性効果のためには，運動は食後早い時間帯に行うのが望ましく，また，インスリン作用とは独立しているのでインスリン分泌予備能の低い方で重要性が高いかもしれません．

2 トレーニング効果

- 運動の積み重ねで生じるトレーニング効果で，インスリン感受性が改善します．運動の頻度について糖尿病患者でのエビデンスは不足していますが，ほとんどの介入試験の運動プログラムの頻度は週3～4回なので，この範囲で指示するのが無難です．

- 運動強度は，安静時を0％，各人の最大強度を100％とすると，40～59％を中強度，60～89％を高強度と定義します．一般的な指示強度は中強度（50％）で，運動中，軽く息がはずみなが

らも会話が可能な「ややつらい」強度です．これは，元気な糖尿病患者さんでは各人が無理なく歩ける一番速い速度に相当します．
- 一般的な運動療法の指示は，中強度運動を 1 日合計 30 分×週 3 〜 5 日となります．
- 運動強度の高い介入試験ほど HbA1c 値の低下が大きいことが複数のメタアナリシスで指摘されており，米国スポーツ医学会/米国糖尿病学会のポジションスタンド[2]では「中強度運動をすでに行っている者は，高強度運動を取り入れてさらに血糖コントロール上のメリットを得ることも考慮すべき」としています．
- 運動療法の前後で，高血糖クランプでインスリン分泌予備能を評価した研究[4]では，介入前にインスリン分泌予備能が比較的保たれていた群で，介入後，インスリン分泌予備能の改善を認めました．普段より多く糖を摂取した際に，インスリン分泌の増加により血糖値の上昇が抑制できる可能性を示しており，長期的には血糖コントロールに寄与すると考えられます．

3 エネルギー消費の効果

- 1 MET（metabolic equivalent）は安静座位の酸素消費量で 3.5 mL/kg/分に相当します．1 L の酸素消費が 5 kcal に相当するので 1 MET ＝ 1.05 kcal/kg/時です．運動時の酸素消費量が安静時の何倍かを METs で示すと運動強度の指標となります．また，身体活動指針の活動量の目安は MET・時（1.05 kcal/kg）で示されます．これは身体活動の目標がエネルギー消費量の増加にあることを意味しています．
- 米国スポーツ医学会の肥満に関するポジションスタンド（2009 年）[5]によれば，エネルギー消費量増大による減量効果は，中強度運動が週 150 分以下では体重減少はわずか，＞ 150 分で 2 〜 3 kg，週 225 〜 420 分で 5 〜 7.5 kg とされ，また，減量後

の体重維持には週200〜300分（60分×週5日）の中強度運動が推奨されます．肥満の是正には運動量を大きく（一般的な指示量の約2倍）増加させる必要があります．
- 1週間の運動時間（ただし，有酸素・レジスタンス運動両者を含む）が合計150分以下よりも150分以上の方がHbA1c値の改善の程度は大きいというメタアナリシスがあります．日本人の肥満糖尿病患者では，入院中の平均歩数が1万〜3.5万歩超の範囲で，平均歩数および体重減少量が入院前後のインスリン感受性の改善と相関したという報告[7]もあります．
- 肥満糖尿病患者さんでは，エネルギー消費量の増加のために，運動する時間を限定せず時間があればいつでも運動を行った方が良いでしょう．

4 レジスタンス運動

- レジスタンス運動でインスリン感受性が改善しても，同時に血中インスリン濃度も大きく低下し，血糖コントロールの改善に至らない場合があります．HbA1c値が改善したレジスタンス運動の成績は，骨格筋量の増加が認められています．筋量増加とHbA1c値の低下が相関するとする成績さえあります．
- 筋量増加のためにはレジスタンス運動の負荷を重くする必要があります．運動導入時の低負荷のトレーニングと異なり，専門家の指導を受け専用の機材を用いて行う系統的なトレーニングを考慮すべきです．

内発的動機づけと運動継続

- 血糖コントロールなど運動以外に目標があり，運動がその達成手段であるものを外発的動機づけ，楽しさなど運動それ自体が目標となるものを内発的動機づけと呼びます．前者は目標達成

まで長期間を要し，目標と運動の関係も強固でないためドロップアウトが起こりやすく，後者は運動するその場で目標が達成されるので，運動継続に重要とされます．
- 内発的動機づけを構成する因子には，自律性，有能感，社会的関係性があります．当初はウォーキングを指示するとしても，次第に運動の選択の幅を広げて主体的な選択を促し，身体能力の向上に合わせて運動の課題がレベルアップする種目，運動を通じて社会的関係性の得やすい種目を選ばせることが運動継続には重要です．

座位行動の減少とその中断

- 日常生活で低強度身体活動と相補的な関係にあるのが座位行動です．「テレビを見てじっとしている」といった座位行動が，活動量の多寡と独立して肥満や糖尿病，心血管病や総死亡のリスクとなります．メタアナリシス[8]では，身体活動量の低い方でそのインパクトが強く，座位行動の中断はそのリスクを減少させます[9]．
- 糖尿病患者でのエビデンスは不足していますが，運動，身体活動を推奨するだけでなく，座位行動の減少や中断も念頭に置いた対応も必要です．ただし，これも低強度身体活動と同様，運動処方の枠組みとは異なるアプローチが必要です．

TAKE HOME MESSAGE

「肘を曲げて速足で歩く」といった定型的な運動プログラムは，現状の糖尿病患者さんの運動継続に，必ずしも向いていません．血糖コントロールに必要な運動の条件を満たしつつ，目の前の患者さんに合ったプログラムを段階的に指示すると良いでしょう．

文　献

1) American College of Sports Medicine: ACSM's Guidelines for Exercise Testing and Prescription, 10th ed, Wolters Kluwer, Philadelphia, 2017
2) American College of Sports Medicine / American Diabetes Association Joint Position Statement. Med Sci Sports Exerc. 2010; **42**: 2282-2303
3) Terada T, et al. J Diabetes Res. 2013; **2013**: 591574. doi: 10.1155/2013/591574
4) Dela F, et al. Am J Physiol. 2004; **287**; 1024-1031
5) American College of Sports Medicine Position Stand. Med Sci Sports Exerc. 2009; **41**: 459-471
6) Umpierre D, et al. JAMA. 2011; **305**: 1790-1799
7) Yamanouchi K, et al. Diabetes Care. **18**; 775-778, 1995
8) Ekelund U, et al. Lancet. 2016; **388**: 1302-1310
9) Henson J, et al. Diabetologia. 2013; **56**: 1012-1020

（勝川 史憲）

12 教育入院してみませんか？

教育入院の有効性と適応

結論から先に
- 教育入院では，糖尿病教育とともに血糖コントロールと合併症の評価が行われます．すべての糖尿病患者さんが教育入院をしなくてはならないわけではありません．
- 増え続ける糖尿病患者の中で特に教育入院が勧められるのは，若年肥満糖尿病患者さんです．

教育入院とは
- 教育入院のスケジュールには，糖尿病教室や療養指導，栄養指導などの糖尿病学習プログラムが組み込まれています．
- 教育入院の目標は，糖尿病自己管理のための知識と技術を学び，患者さんが主体性を持って治療に取り組めるようにすることです．
- 入院時に糖尿病療養指導士が患者さんとともに療養指導計画を立て，セルフケア行動の継続を目標にしたカリキュラムを用いて進めます．
- 教育入院の期間はおおむね1週間から2週間です．体験や検査を目的とした2泊3日までの短期間入院もあります．
- 看護師，管理栄養士，検査技師，薬剤師など様々な職種が専門性を生かして指導に関わることで，医療従事者との信頼関係が構築されます（**表1**）．

表 1 糖尿病教室のプログラム例

医師の話 時間 10：30〜11：30	看護師・管理栄養士・検査技師・薬剤師の話 時間 13：30〜14：30
・糖尿病とは ・糖尿病の治療(薬)と未来 ・高血圧の話 ・糖尿病の治療(食事・運動) ・合併症とその予防 ・腎臓の話	・体重が気になる方へ 　〜カロリーダウンのコツ〜 ・外食について 　〜外食・アルコール・間食など〜 ・合併症がでてきたら 　〜塩分・脂質・たんぱく質について〜 ・わかば教室〜糖尿病の食事とは〜 ・さあ運動の時間です 　〜カラダうごかしスッキリと〜 ・くすりの話 ・フットケア ・インスリンの知識と自己注射について ・糖尿病の検査〜検査ってなんでするの？〜

- 糖尿病教室はカンバセーションマップ（Column 参照）や運動教室，調理実習など，施設の個性を生かした多様な方法を用いて行われます．
- 例えば「外食について」の講義では，管理栄養士が料理カードを並べて，患者さんに外食で食べたいものを選んでもらい，エネルギーや食塩量をどれくらいとっているのか，多かったらどのように減らせば良いのかなどを患者さん自身に考えてもらいます．
- 食事療法では主食と主菜，副菜の量と味つけを普段と比較してもらいます．食事回数，時間帯，外食や中食の利用頻度，調理者は誰なのかなどの情報をもとに退院後の工夫を提案します．
- 運動療法では，看護師が糖尿病教室や昼食後の体操の時間に患者さんと一緒に体を動かします．実際に歩くことができれば自信になります．

- 血糖値の変化を見て食事・運動療法の効果を実感してもらいつつ，注射手技の確認や自己管理の方法を提案します．
- 主治医は患者さんの病態に合った薬物療法の調整を行い，合併症の評価と今後の治療方針を立てます．

Column　カンバセーションマップとは

　患者さんがファシリテーターである医療スタッフや医師と双六のような1枚のシートを囲み，「食事療法と運動療法」や「糖尿病とはどんな病気ですか？」などそれぞれのテーマについて1時間ほど話し合う糖尿病の学習方法です．

教育入院の効果は

1 血糖コントロール改善
- エビデンスとしては示されていませんが，教育入院による血糖コントロール改善効果が報告されています[1,2]．
- 外来でのインスリン導入は，血糖自己測定や低血糖・シックデイの指導など負担が少なくありません．罹病期間不明な患者さんでは眼科と連携を取り，急速な血糖コントロールによる網膜症悪化のリスクを評価することができます．糖毒性の解除による急速な血糖の低下にも対応しやすいです．

2 治療に対する満足度の改善とQOLの向上
- 糖尿病の治療は食事，運動，服薬，インスリン注射，血糖測定，フットケア，受診と多岐にわたります．一生インスリン治療を続けなければならないといった心理的な負担，合併症や低血糖に対する不安，社会的な活動の制限などを明らかにして，様々な専門職の療養指導士が介入することで，治療に対する満足度が改善しQOL（生活の質）の向上が望めます[3]．

3 治療に対するアドヒアランスの改善

- 糖尿病は発症してしばらくは症状がなく，治療をしてもしなくても困らないため，糖尿病の知識を与えるだけでは，自己管理が不十分になりがちです．教育入院をすると治療に対する理解が一度に深まって，糖尿病治療に対する大きな動機づけが生まれるので，アドヒアランスの改善が期待されます．
- 教育入院には治療中断防止効果があり，勤務や性別，年齢などその他の治療中断に関わる要因で調整しても治療中断を防止する独立した因子です．

4 退院後の急性合併症による再入院の低下

- Healyらは，心不全や肺炎などで入院した患者に糖尿病教育を行うことにより，退院後の高血糖昏睡や低血糖により再入院するリスクが減少したと報告しています[4]．

教育入院の効果が出る人と出ない人の差は

- 教育入院の効果を6ヵ月後のHbA1c値変化で判定すると，空腹時および尿中CPR（C-ペプチド）測定は教育入院後血糖管理の目安となります．CPR低値で効果不十分が予測される症例には薬剤介入を検討する価値があります．
- 若くて在職中の患者さんは効果が出やすい反面リバウンドしやすい傾向にあるので，退院後の生活指導のフォローアップが望まれます．

どのような症例を教育入院施設に紹介すべきか？

- 患者さんに教育入院を勧めるタイミングは，
  ①糖尿病と診断されて間もないとき，
  ②合併症あるいは他疾患を併発したとき，

③血糖コントロールが著しく不良であるとき　などです．
- 入院する前に血糖コントロールが改善していた患者さんを紹介します．

> **症 例**
>
> 　Aさん（44歳男性，BMI 26.5 kg/m^2，初診時のHbA1c値10.0％）は会社の診療所から内服薬はこれ以上出せない，専門医受診をと言われ当院を受診しました．初診日にインスリン注射を開始しましたが，血糖自己測定は拒否，初診時には栄養指導は知っているから受ける必要はないと断りました．眼底検査や尿中アルブミンの検査を行いながら教育入院の勧めを行っていたところ，1日インスリン注射量を40単位まで増量してもHbA1c値が8％以下にならなかったときに，短期間入院をすると決めました．入院時には体重は3kg減少し，HbA1c値は0.7％改善していました．

- 教育入院は患者さんが糖尿病治療に関心を持ち，周囲の理解と経済的・時間的な余裕がないと困難です．検査の結果説明など，折に触れて糖尿病治療の効果について情報提供し，教育入院が適切な選択なのかをともに考えます．

繰り返し教育入院する意義はあるか

- 患者さんの状況により，教育入院によって必ずHbA1c値が低下するわけではありません．入院による生活習慣改善が見込めるか，薬物療法の調整が可能かを判断し，繰り返し教育入院する意義があるか判断します．
- 教育入院を選択肢の1つとして提示することは，患者さんが入院を選ばなくとも，自分で教育入院を思い出して生活を工夫してみたり，栄養指導を受けたり，薬物療法の変更に同意したり，という次のステップに繋がる可能性があります．

- 再度教育入院をする期間は，画一的にせずに年齢や合併症の程度，社会的な状況を考慮して決めれば良いです．
- 比較的血糖コントロールの悪くない患者さんの再教育入院は，糖尿病治療の継続やQOLの維持に役立つと考えられます．
- 教育入院は限られている資源なので，医療機関によっては複数回の教育入院は受けつけていない施設があります．

病診連携と診診連携

- 教育入院で糖尿病療養生活のコツを学び，退院後は通院しやすいかかりつけ医に診てもらえば，糖尿病受診中断予防につながります．
- 糖尿病のみの患者さんであれば糖尿病専門クリニックとの診診連携が，糖尿病に加えて複数の合併症や併発症がある患者さんであれば総合病院との病診連携が役立ちます．

TAKE HOME MESSAGE

- 教育入院は特に若年肥満糖尿病患者さんに効果が高いと予測されます．
- 糖尿病管理の一手段として教育入院が役立つかどうか患者さんとともに考えることに意義があります．

文　献

1) 宮内雅晃ほか．糖尿病．2015; **58**: 257-264
2) 松尾靖人ほか．糖尿病．2008; **51**: 101-107
3) 林野泰明ほか．糖尿病．2009; **52**: 519-522
4) Healy SJ, et al. Diabetes Care. 2013; **36**: 2960-2967
5) Sonoda R, et al. PLoS One. 2016; **11**: e0147303

（吉田 洋子）

13 薬物療法はこう組み立てる

薬物療法の開始のタイミング，薬剤選択の方針の立て方

結論から先に
- まずは個別化血糖管理目標値を設定します．
- 治療は食事療法と運動療法から開始し，数ヵ月以内に反応がなければ薬物療法を開始します．
- 基本則として，合併症リスクを低下させるエビデンスの豊富なメトホルミンから開始します．
- 薬物療法は少量から開始し，低血糖を生じにくい薬剤では忍容性を確認し適宜増量します．低血糖を生じやすい薬剤は少量投与に留めます．それでも血糖管理目標値に達しない場合に他種1剤を併用します．
- 適応があればインスリン療法も積極的に導入します．

治療方針はどう決める？
- 治療により合併症の発症・進展を防止し日常生活の質（QOL）を維持し健康寿命を確保することを目指します．**単に血糖値を下げる（検査値を直す）ことが治療目的ではありません．**
- 様々な要因を勘案して**個別化した目標値**を設定するのが妥当で安全です（**表1**）．
- 重症低血糖は心血管疾患リスクの有意な増加と関連しています[2]．

表1 国立国際医療研究センター病院による血糖コントロール目標値

厳　格 HbA1c＜6.0%	← 血糖コントロール HbA1c＜7.0% →	寛　容 HbA1c＜8.0%
モチベーション高 アドヒアランス高 病識・理解度高 自己管理能力高	社会・心理状態	モチベーション低 アドヒアランス低 病識・理解度低 自己管理能力低
十分	経済・支援状態	不十分
低	低血糖リスク	高
短	2型糖尿病罹患期間	長
長	余命	短
なし	細小血管症	高度，重篤
なし	大血管症	既往あり
なし	併発疾患	多疾患，重篤

［文献1より作成］

いつから薬物療法が必要？

- まずは薬物療法の緊急性を検討します．インスリンの適応があれば速やかにインスリン療法を開始します（**図1**）．
- 血糖管理目標値に達していない場合，症状がなく全身状態良好であれば食事療法・運動療法から開始しますが，数ヵ月間反応がなければ薬物療法を開始します．
- 通常は単剤で開始し，少量から適宜増量します．ただし，低血糖を生じやすい薬剤では少量投与に留めます．また，血糖管理が良好であれば可能な限り漸減・中止を目指しましょう．

具体的にどの薬物を選ぶか？

- <u>合併症リスクを低下させるエビデンスの豊富なメトホルミンから開始します</u>．病態的に適した薬剤や新薬が必ずしも有効とは限りません．

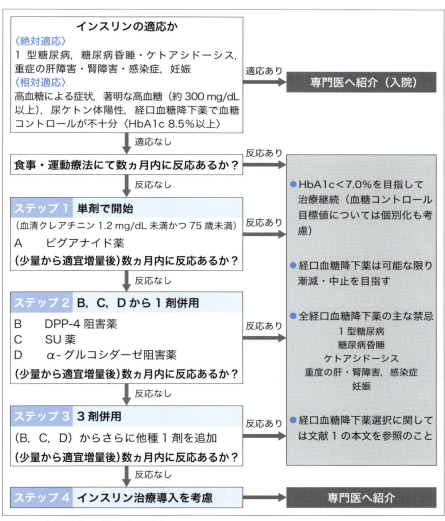

図 1 糖尿病の治療の流れ

［文献 1 より作成］

- 高齢者や腎機能低下者を除き,「とりあえず DPP-4 阻害薬から」という安易な発想は止めましょう.
- 糖尿病治療薬は様々な作用機序で血糖値を降下させますが, 実

表2 糖尿病治療薬の特徴

作用	種類	細小血管症予防効果実証		大血管症・死亡予防効果実証		体重増加	低血糖リスク
		アジア人	欧米人	アジア人	欧米人		
インスリン抵抗性改善	ビグアナイド薬		◎	○（日本人） ◎（中国人）	◎	−	−
	チアゾリジン薬			△（日本人）	△	+	−
インスリン分泌促進	スルホニル尿素薬		◎		○	+	+
	グリニド薬				○	+	+
	DPP-4阻害薬				△	−	−
食後高血糖改善	α-グルコシダーゼ阻害薬				△		
ブドウ糖排泄	SGLT2阻害薬			○	◎	−	−
注射薬	インスリン	◎（日本人）	◎		○	+	+
	GLP-1アナログ				◎	−	−

◎実証されている，○示唆されている，△有意性は実証されていない，空欄はエビデンスなし

際に合併症リスクを低下させることが実証されている薬物は一部です（**表2**）．国内外のエビデンスと低血糖や体重増加のリスクも勘案すると選択順位は**図1**のようになります．

1 ビグアナイド薬（メトホルミン）

- 心血管疾患のリスクを有意に低下させることが<u>国内外で実証</u>されています．
- 適正使用下では乳酸アシドーシスのリスクは増えないことも判明しています[1]．

② スルホニル尿素（SU）薬，グリニド薬（速効型インスリン分泌促進薬）

- 低血糖のリスクが高いため，少量投与に留めましょう．
- 腎機能低下・高齢など低血糖を起こしやすい場合は SU 薬の代替としてグリニド薬の慎重投与を考慮します．

③ DPP-4（dipeptidyl peptidase-4）阻害薬

- 低血糖リスクが低く，食後高血糖是正効果を持つため，理論上は抗動脈硬化的・生理的であり，安全かつ効果的な治療薬のイメージがありますが，**現実には心血管疾患予防効果は実証されていません**．

④ α-グルコシダーゼ阻害薬

- 理論上は抗動脈硬化的・生理的であり，安全かつ効果的な印象ですが，現実には心血管疾患予防効果は**不詳です**．

⑤ チアゾリジン薬（ピオグリタゾン）：図1のステップ2のオプション

- 心血管疾患リスク低下作用は**国内外とも実証されていません**．
- 副作用として浮腫，心不全の悪化の他に骨折・黄斑浮腫に注意しましょう．
- また，膀胱がんリスク増加の可能性があるため，薬剤添付文書に基づいて処方する必要があります．

⑥ SGLT2 阻害薬：図1のステップ2のオプション

- 体重減少・血圧低下作用もあります．
- 主な副作用として尿路性器感染症や脱水，皮疹があります．
- **心血管疾患リスクの減少を実証するエビデンスもありますが，**長期的安全性が不詳であるため他に選択薬がない若年肥満症例に限定することが望ましいでしょう．

治療強化法は？（図1）

- 各薬剤を少量から開始し，低血糖を生じにくい薬剤では忍容性を確認しつつ適宜増量します（最大量まで増量可，ただし年齢や体格を考慮）．低血糖を生じやすい薬剤は少量投与に留めます．
- それでも血糖管理目標値に達しない場合，他種1剤を併用します．
- インスリンやGLP-1アナログの注射薬は手技指導なども必要となるため専門医に依頼した方が良いでしょう．

TAKE HOME MESSAGE

- まずはメトホルミンから開始します．
- 高齢者や腎機能低下患者にはDPP-4阻害薬を優先します．
- 薬物療法は少量から開始し，低血糖を生じにくい薬剤では忍容性を確認しつつ適宜増量し，低血糖を生じやすい薬剤は少量投与に留めます．その後に他種1剤を併用します．

Column

- 日本糖尿病学会は薬物療法に際し，「病態に合わせた」血糖降下薬を選択することを推奨し，優先順位はつけていません．しかし非専門医にとって病態理解は困難なので，この推奨は机上の空論になっています．
- 専門医では糖毒性解除にはインスリン，合併症予防エビデンスの上ではメトホルミンを使用する頻度が高いのが現状です．

文　献
1) 国立国際医療研究センター病院：糖尿病標準診療マニュアル（一般診療所・クリニック向け）<http://dmic.ncgm.go.jp/medical/060/manual.html>（2017/6）
2) Goto A, et al. BMJ. 2013; **347**: f4533

（能登　洋）

14 欧米ではメトホルミンが第一選択ですが

メトホルミンのエビデンスと使用上の注意点

結論から先に

- 現在,欧米のガイドラインでは,十分なエビデンスがそろっていること,薬価が安価であることから,メトホルミンは2型糖尿病における薬物療法の第一選択薬として位置づけられています[1].
- わが国においても,メトホルミンの最大用量が 2,250 mg まで承認され,その安全性や予後への影響に関しての報告がそろってきました.
- 以上より,

> わが国においても,メトホルミンを2型糖尿病における薬物療法の第一選択薬とすべき(ただし,高齢者,腎機能障害,大酒家など適応外の方を除く)である

と考えます.

メトホルミンのメリット

- メトホルミン投与のメリットは,血糖コントロール改善効果に加えて,合併症予防や予後の改善に関して十分なエビデンスがそろっていること,薬価が安価であること[メトグルコ® 250 mg錠9.9円,メトグルコ®500 mg錠16.7円(2017年6月時)],

わが国においても欧米とほぼ同等の用量の投与が可能であることです．

メトホルミンの適応となる方，適応とならない方

- 基本的には，2型糖尿病で内服薬治療を必要とするすべての患者さんが適応になります．
- しかし，以下の患者さんにおいては，乳酸アシドーシスのリスクが増すため，適応とはならない，もしくは投与を中止する必要があります．

> ・腎機能低下例（詳しくは後述）
> ・高齢者（詳しくは後述）
> ・大酒家
> ・心血管・肺機能障害，肝機能障害などの患者
> ・脱水
> ・シックデイ
> ・手術前後
> ・造影剤を用いた検査の前後

- <u>腎機能低下に関しては「メトホルミンの適正使用に関するRecommendation」[2]において以下のように明記されており，この条件を遵守すべき</u>です．

> **腎機能を推定糸球体濾過量 eGFR で評価し，eGFR が 30（mL/分/1.73 m²）未満の場合にはメトホルミンは禁忌である．eGFR が 30 ～ 45 の場合にはリスクとベネフィットを勘案して慎重投与とする．**

何歳まで投与すべきか

- メトホルミンを何歳まで投与すべきかについても，前述した「メトホルミンの適正使用に関するRecommendation」[2]に以下のように記されています．

> メトホルミンは高齢者では慎重に投与する．高齢者では腎機能，肝機能の予備能が低下していることが多いことから定期的に腎機能（eGFR），肝機能や患者の状態を慎重に観察し，投与量の調節や投与の継続を検討しなければならない．特に75歳以上の高齢者ではより慎重な判断が必要である．

- 筆者個人としては，乳酸アシドーシスのリスクを避けるために，75歳に達した段階で患者さんに「メトホルミンを卒業する年齢になりました」とお伝えし，他剤に切り替えています．

ビグアナイド薬の歴史

- 中世ヨーロッパではフレンチライラックが，多尿や口渇などの糖尿病に起因すると思われる症状を緩和する作用があることが知られていました．このフレンチライラックから抽出されたグアニジンの誘導体が1950年代に開発されたビグアナイド薬です．
- しかし，1970年代後半にビグアナイド薬の1つであるフェンホルミン使用者で乳酸アシドーシスによる死亡例が相次いだため，以後，ビグアナイド薬の使用量は激減してしまいました．
- 以後1990年代に至るまで，経口血糖降下薬で処方可能であったのは，スルホニル尿素（SU）薬とビグアナイド薬でしたが，ビグアナイド薬が処方されることは極めてまれでした．

この臨床試験がブレイクスルー

- ビグアナイド薬が再び日の目を見たのは，ビグアナイド薬のメトホルミンを用いた大規模な臨床試験である UKPDS34 の結果が報告された 1998 年以降のことです．本研究は，肥満を伴う 2 型糖尿病患者を対象として，メトホルミン投与群と，SU 薬投与群もしくはインスリン治療群とに割りつけて，エンドポイントの比較検討を行いました．その結果，メトホルミン投与群において，全糖尿病関連エンドポイント，全死亡率，心血管障害が有意に抑制されたことが示されました[3]．
- この報告と相前後して，メトホルミン使用におけるハイリスク者（腎機能低下者，高齢者）を避けて使用する限りは，乳酸アシドーシス発症のリスクは極めて低いことも確認され，その使用量は劇的に増加しました．

メトホルミンの作用機序

- メトホルミンの主要な効果は，肝臓における糖新生の抑制によることが判明しています．具体的にはメトホルミンが，AMP kinase（AMPK）という酵素を活性化させて，肝臓における糖新生を抑制する機序が解明されています．よって，メトホルミンはインスリンに依存することなく，血糖値を改善する効果をもたらします．
- また近年，AMPK に依存しない機序として，グルカゴンのシグナル抑制により血糖上昇を抑制する機序も提唱されています[4]．
- ほかにも，骨格筋や脂肪組織における糖取り込みの促進，腸管における糖吸収抑制作用，GLP-1 の分泌促進作用なども報告されています．このように昨今，メトホルミンの血糖コントロール改善における新たな機序が次々と明らかにされています．今

後も，メトホルミンの新たな作用機序が，さらに解明されていくのではないかと感じています．

用量はどこまで増量するべきか

- メトホルミンは添付文書上，「通常，成人にはメトホルミン塩酸塩として1日 500 mg より開始し，1日2～3回に分割して食直前又は食後に経口投与する．維持量は効果を観察しながら決めるが，通常1日 750～1,500 mg とする．なお，患者の状態により適宜増減するが，1日最高投与量は 2,250 mg までとする」と記載されています．
- それでは，メトホルミン投与にて，血糖コントロールが目標に達しない場合，メトホルミンをどこまで増量すべきでしょうか．メトホルミンによる血糖変動の改善効果を用量別に見た海外からの報告によると，1日投与量 1,500 mg までは，用量依存的にメトホルミンの効果は増強することが示されています（図1）[5]．したがって，消化器症状，特に下痢が問題とならない限りは，まずはメトホルミンを 1,000～1,500 mg まで増量し，その段階で血糖コントロールが目標値に達しない場合に，他の経口血糖降下薬を併用すべきと考えています．

投与する際のコツ

1 投与回数

- 血糖改善効果から見た最も理想的な内服タイミングは，毎食後の3回の内服です．
- しかし，昼食時のメトホルミンを飲み忘れる患者さんは少なくありません，その場合は朝夕食時の2回内服にすると，アドヒアランスが劇的に向上することがありますので，ぜひ2回内服

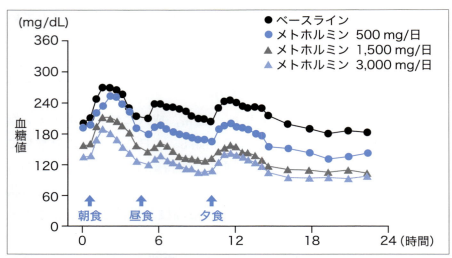

図1 メトホルミン投与下における24時間血糖値の推移
※文献中の血糖値の単位をmmol/Lからmg/dLへ変換.
対象：2型糖尿病患者9例（男性4例，女性5例）

［文献5より作成］

を試して下さい．

- どうしても飲み忘れがなくならない場合は，朝もしくは夕食時に1回内服（上限1,000 mg前後）としてみて下さい．飲んだり飲まなかったりするより，1日1回内服に変更することでアドヒアランスが改善する場合は，確実な血糖改善効果が得られるケースが少なくありません．

2 腹部症状

- 腹部症状（特に下痢が多い）が現れることが少なくありません．筆者は，メトホルミンを投与するときには必ず，下痢しやすいか否かを聴くことにしています．下痢しやすいと答えた方の場合，朝夕250 mg錠1錠ずつの内服から開始し，それでも下痢する場合は，朝の1錠を中止して夕方1錠のみ内服するように伝えています．

- ひどい下痢を経験すると，患者さんはメトホルミンを飲まなくなることが多いので，下痢には十分な配慮が必要です．
- 増量が必要な場合，下痢しやすい方では，必ず 250 mg ずつ増量しています．タイミングとしては，夕食時の内服量を増量すると，下痢しても比較的対応しやすいため，夕食時の増量がお勧めです．
- 便秘気味と答えた方においても，基本的に朝夕 250 mg 錠 1 錠ずつの内服から開始しています．3 ヵ月経っても十分な効果が見られないときは，一気に朝夕 500 mg ずつの内服（1 日投与量 1,000 mg）まで，さらには必要に応じて朝夕 750 mg ずつの内服（1 日投与量 1,500 mg）に増量します．血糖コントロールも便通も良くなったと感謝されることがしばしばあります．

メトホルミンを含む合剤は？

- 合剤を選択した場合，どうしてもメトホルミンを内服しているという意識が希薄になります．また，造影剤を使用しなければならないときや，救急での対応時に合剤を内服している場合，メトホルミンを内服していることが医療側に伝わりにくくなるリスクが上昇することを考慮しなければなりません．
- メトホルミンを含む合剤を使用する際には，以上のリスクと経済的なメリットが極めて少ないことを勘案して判断する必要があります．

TAKE HOME MESSAGE

- 2型糖尿病における薬物療法において，メトホルミンはエビデンスの豊富さ，医療経済の面から鑑みても，慎重投与ならびに禁忌とされる方を除く限りは，第一選択とされるべき薬剤であることに疑う余地はありません．
- メトホルミンを適切に処方し，必要に応じて増量することが，2型糖尿病の経口血糖降下薬による治療の基本です．

文　献

1) Inzucchi SE, et al. Diabetes Care. 2015; **38**: 140
2) 日本糖尿病学会：メトホルミンの適正使用に関する Recommendation, 2016 〈http://www.jds.or.jp/modules/important/index.php?page=article&storyid=20.〉（2017/8）
3) UK Prospective Diabetes Study（UKPDS）Group. Lancet. 1998; **352**: 854-865
4) Miller RA. Nature. 2013; **494**: 256-260
5) McIntyre HD, et al. Aust N Z J Med. 1991; **21**: 714-719

（西村　理明）

15 DPP-4阻害薬を使いこなす

DPP-4阻害薬の活用法

結論から先に

- DPP-4（dipeptidyl peptidase-4）阻害薬は守備範囲が広い（≒禁忌・慎重投与が少ない）ためどんな患者さんにも使いやすく，副作用も少ないのが特長です．
- メトホルミンが使いにくい患者さんにおける単独療法薬，またはメトホルミンや他剤投与下で血糖コントロール不十分な場合の追加薬として幅広く使えます．

他の経口血糖降下薬と何が違うのか？

- 以下の5点がDPP-4阻害薬の特長です．
  ①禁忌や慎重投与の該当例が少ない
  ②目立った副作用が少ない
  ③投与量の調節不要（一部の薬剤は腎機能悪化時に減量が必要）
  ④（単剤では）低血糖をきたさず，HbA1c値をそこそこ下げる（おおむね0.7～1.0％）
  ⑤1日1回または2回の投与で1日3回の食後高血糖すべてを是正できる（空腹時血糖値もある程度下がる）
- 従来薬は「ダルマ落とし的に血糖全体を下げる薬」か「食直前3回投与で食後血糖を下げる薬」の2パターンでしたので，血糖降下パターンで見ると⑤がDPP-4阻害薬の大きな特長です．

- しかし，臨床的に実感する最大の違いは，（①〜④により）**開始時およびその後の管理がとてもシンプル**という点です．現在，国内で新規に処方される糖尿病治療薬の中でDPP-4阻害薬が圧倒的に多いのは，この点が特に評価されているためと考えられます．
- メトホルミンと比較した場合，「管理の簡便さ」という点ではDPP-4阻害薬の圧勝です．
- スルホニル尿素（SU）薬と比較した場合，低血糖や体重増加，HbA1c値のリバウンドをきたさない点が最大のメリットです．
- SGLT2阻害薬との比較でもやはり禁忌・副作用が少なく，対象を選ばずに使用できる点がメリットです．
- デメリットは従来薬と比べて薬価が高い点です［通常用量で136.5〜174.2円/日（2017年6月現在）］．

単独療法（初回治療薬）としてDPP-4阻害薬を投与するシチュエーション

- 欧米ではメトホルミンが第一選択薬であり，国内でも多くの糖尿病専門医はメトホルミンから開始します．
- しかし，実臨床においては以下の3つのシチュエーションでDPP-4阻害薬を単独で使用します．
    ① メトホルミンの禁忌・慎重投与に該当する，または近い将来そうなる可能性が高い患者さん（高齢者や腎機能障害例など，少なからず存在します）
    ② メトホルミン開始後に下痢などの副作用が出現した患者さん［添付文書によると下痢の頻度は15.3％（6〜7人に1人）です］，または副作用を特に気にする患者さん
    ③ 薬を増量することを嫌う，または薬の「錠数が多い」ことを

気にする患者さんなど，患者さん側の都合により
- 上記②について，患者さんに「初めて飲んだ糖尿病の薬で副作用が出た→糖尿病の薬は怖い」と思われるとその後の服薬コンプライアンスにも影響するため，**副作用を強く心配されるような方ではDPP-4阻害薬から開始することも検討**します．
- 上記③について，**メトホルミンのHbA1c値改善効果は用量依存的ですので増量が行えないと十分な効果が期待できません**（筆者の経験では，メトホルミン500 mg/日とDPP-4阻害薬常用量ならHbA1c値改善度はDPP-4阻害薬がやや勝ります）．したがって，メトホルミンのエビデンスやそもそも漸増していく薬であることを説明してもなお「また薬が増えるのですか？」や「こんなにたくさんの（錠数の）薬を飲むのですか？」といった発言が聞かれる患者さんでは，DPP-4阻害薬を検討します．

2剤目以降として追加する場合

- DPP-4阻害薬の適応は「2型糖尿病」であり，作用機序が重複するGLP-1受容体作動薬以外のすべての糖尿病治療薬と併用が可能です．
- 高用量のSU薬に追加すると相互作用により重篤な低血糖をきたすことがあるため，**SU薬の減量が必要**です［グリメピリド（アマリール®）は≦2 mg/日，グリベンクラミド（オイグルコン®，ダオニール®）は≦1.25 mg/日，グリクラジド（グリミクロン®）は≦40 mg/日］[4]．
- 筆者の経験上は上記目安のさらに半分量程度までSU薬を減量しても多くはHbA1c値が改善します．しかし**SU薬を中止して切り替える場合は（少量SU薬からの切り替えでも）高率にHbA1c値が悪化する**ため，慎重な切り替えが必要です．

- SU薬以外の糖尿病治療薬への追加はいずれも単独投与とほぼ同等のHbA1c値改善を認めますが，インスリン分泌が高度に低下した患者さんでは無効または効果が落ちます．

処方時の注意点

- 上述の通り，禁忌や慎重投与となる病態が少ないのが本薬の特徴ですが，一部の薬剤は腎機能低下時，重度の肝機能障害時に慎重投与・禁忌となります（次項参照）．
- また，禁忌・慎重投与には該当しないものの急性膵炎，間質性肺炎の発症が報告されており，これらを合併もしくはそのリスクが高い患者さんでは投与を控えます．

DPP-4阻害薬間で違いはあるのか？

- DPP-4阻害薬は薬品ごとに構造式が大きく異なり，作用時間やDPP選択性が異なることが指摘されています．しかし，**臨床上意味のある違いは，①服用回数，②薬価，③腎機能障害時の用量調節の要否の3点**です（**表1**）．
- 2015年には経口血糖降下薬初の週1回製剤であるトレラグリプチン（ザファテック®），オマリグリプチン（マリゼブ®）が登場しました．これらの薬剤は従来のDPP-4阻害薬と効果・副作用に大きな違いはありませんが，服薬コンプライアンスの悪い患者さんでは血糖コントロールの改善が見込めるかもしれません．
- なお，ビルダグリプチン（エクア®）は他剤と比べて若干血糖改善効果が高いものの，重度の肝機能障害例では禁忌です．

表1 DPP-4阻害薬間の違い

一般名（商品名）	服用回数	通常用量の薬価（円）（2017年6月現在）	腎機能障害時 中等度	腎機能障害時 高度
シタグリプチン（ジャヌビア®/グラクティブ®）	1日1回	138.2/136.5	慎重投与 1/2用量	慎重投与 1/4用量
ビルダグリプチン（エクア®）	1日2回	160.2	慎重投与	慎重投与
アログリプチン（ネシーナ®）	1日1回	174.2	慎重投与 1/2用量	慎重投与 1/4用量
リナグリプチン（トラゼンタ®）	1日1回	171.9	不要	不要
テネリグリプチン（テネリア®）	1日1回	169.9	不要	不要
アナグリプチン（スイニー®）	1日2回	137.2	不要	慎重投与 1/2用量(1日1回)
サキサグリプチン（オングリザ®）	1日1回	138.0	慎重投与 1/2用量	慎重投与 1/2用量
トレラグリプチン（ザファテック®）	週1回	1045.1	慎重投与 1/2用量	禁忌
オマリグリプチン（マリゼブ®）	週1回	1015.3	不要	慎重投与 1/2用量

心血管イベントへの影響

- 近年報告された複数の大規模臨床試験結果から，DPP-4阻害薬はプラセボと比較して心血管イベントの発症を増加も減少もさせないこと（非劣性）が証明されました[1]．
- これらの試験はプロトコール上他の糖尿病治療薬の追加が認められていたため，DPP-4阻害薬群とプラセボ群でHbA1c値の群間差はほとんど認めませんでした．よって，これらの試験が意味するところは「DPP-4阻害薬と従来療法とを比較し，

HbA1c 値を同等にコントロールするならば心血管イベントに両群の差はない」ということになります．
- なお，HbA1c 値の低下自体が心血管イベントを減少させることは United Kingdom Prospective Diabetes Study（UKPDS）という大規模臨床試験で証明されています[2]．
- 以上より，**「心血管イベントの抑制」という目的で DPP-4 阻害薬を積極的に選択する意義は乏しい**と考えます．なお，これまでに心血管イベントの抑制に関して優越性が証明された薬剤はメトホルミンと SGLT2 阻害薬のエンパグリフロジン（ジャディアンス®），GLP-1 受容体作動薬のリラグルチド（ビクトーザ®）のみです［ただし，リラグルチドは海外承認用量（1.8 mg/ 日）でのデータ］．
- しかし，そもそも糖尿病治療の目的は心血管イベントの抑制以外にも細小血管症の防止や QOL の確保など多岐にわたり，**日常臨床では低血糖や体重増加，その他の副作用をきたさずに HbA1c 値を下げることができる DPP-4 阻害薬の意義はそれなりに大きい**です．
- 近年，心血管疾患既往のある患者さんなどに対するサキサグリプチン（オングリザ®），アログリプチン（ネシーナ®）投与で心不全による入院が増加する可能性が報じられました．しかし，メタアナリシスなどの結果は一定しておらず，今後の追加解析が待たれます．

DPP-4 阻害薬投与下で血糖コントロールが悪い場合，次の一手は？

- **DPP-4 阻害薬増量または DPP-4 阻害薬の中での切り替えの効果は限定的**で薬価に見合わないため，個人的には他剤の追加・

増量を推奨します．
- 追加する薬剤は病態により異なりますが，メトホルミン追加・増量の余地があれば検討します．
- HbA1c 値が 7％ から 8％ 前半で**食後高血糖が存在する場合，グリニド薬の追加が有効**です．DPP-4 阻害薬とグリニド薬の併用は，①著明な食後インスリン分泌能の改善を認めること，② SU 薬と違って併用時の重症低血糖リスクが低いことから，1 日 3 回の内服が可能な患者さんでは有用と考えられます[3]．

具体的にどうする？

- メトホルミンを使いにくい患者さんでは単独療法として使用します．
- メトホルミンや他剤投与中で血糖コントロール不良な場合には，どんな状況でも追加薬剤としてそれなりに有効です．
- 従来薬で血糖管理が良好で，低血糖などの副作用リスクが低ければあえて DPP-4 阻害薬に切り替える必要はないと考えます．しかし，腎機能の悪化，患者さんの高齢化などにより副作用リスクが高まった場合は，切り替えもしくは DPP-4 阻害薬追加による従来薬の減量を検討します．

TAKE HOME MESSAGE

- DPP-4 阻害薬はどんな患者さんにも使いやすく，管理もシンプルな薬です．
- 注意すべきポイントは
  ① SU 薬との併用時の低血糖予防対策，②腎機能による調節（一部の薬剤では），③禁忌・慎重投与事項の遵守　です．

文　献

1) Green JB, et al. N Engl J Med. 2015; **373**: 232-242
2) Holman RR, et al. N Engl J Med. 2008; **359**: 1577-1589
3) Nishimura A, et al. Endocr J. 2016; **63**: 1087-1098
4) 日本糖尿病学会：「インクレチン（GLP-1 受容体作動薬と DPP-4 阻害薬）の適正使用に関する委員会」からの Recommendation．<http://www.jds.or.jp/modules/important/index.php?page=article&storyid=7>（2017/6）

（西村　明洋）

16 チアゾリジン薬のメリット・デメリット

チアゾリジン薬の適した症例と注意点，患者への説明

結論から先に

- わが国で承認されているチアゾリジン薬はピオグリタゾンで，**主に脂肪細胞に作用**してインスリン抵抗性を改善させます．
- 一般的には肥満症例やインスリン抵抗性が強い症例に使用され，しばしば著効を示します．非肥満の症例でも有効なことがあります．
- １日１回の内服ですみ，単独使用では**低血糖はほとんど生じません**．
- PROactive 試験の結果[1]から，大血管症の既往を有する２型糖尿病患者さんに対して，**大血管症の再発を抑制**できる可能性があります．
- **体重増加**が認められやすく，またビグアナイド薬の使用増加や他の糖尿病治療薬の登場により，第一選択薬として使用されるケースは少なくなりました．
- **禁忌は，心不全の合併**・既往と重篤な肝・腎障害です．
- 副作用として心不全の発症・増悪に対する注意が重要です．女性や高齢者では，少量の 15 mg から開始するのが安全です．
- **骨粗鬆症・骨折や膀胱がんのリスクを上昇**させる可能性が報告されています．
- **膀胱がん治療中の患者さんにはピオグリタゾンの投与を避けて**

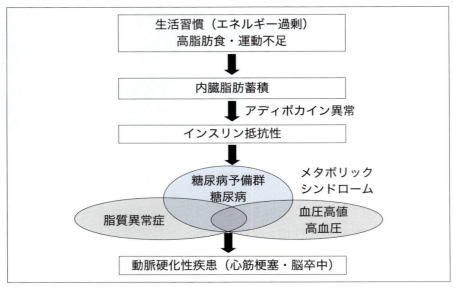

図1 エネルギー過剰の生活習慣は内臓脂肪蓄積を惹起し，インスリン抵抗性を強める

下さい．また，膀胱がんの既往を有する患者さんには有効性と危険性を十分に勘案した上で投与を検討します．

チアゾリジン薬の糖尿病に対する効果

- 糖尿病はインスリン作用の不足による慢性高血糖を主徴とし，様々な特徴的な代謝異常を伴う疾患群です．
- インスリン作用の不足はインスリン分泌不全とインスリン抵抗性の2つの要素からなります．エネルギー過剰の生活習慣は内臓脂肪蓄積を招き，インスリン抵抗性を強めます（**図1**）．
- インスリン抵抗性を改善させる経口血糖降下薬には，1960年代から使用されているビグアナイド薬と，1990年代後半に登場したチアゾリジン薬があります．両者の薬剤の作用点は異なりますので，理論的にも併用可能です．

- 海外では Rosiglitazone も承認されていますが，わが国ではピオグリタゾンのみが使用可能です．以前 Troglitazone が使用されていましたが，劇症肝炎などのため 2000 年に販売が中止されました．
- ピオグリタゾンの商品としてはアクトス®が有名ですが，配合剤としてはソニアス®（SU 薬のグリメピリドとの合剤），メタクト®（ビグアナイド薬のメトホルミンとの合剤），リオベル®（DPP-4 阻害薬のアログリプチンとの合剤）が存在します．
- チアゾリジン薬は**脂肪細胞に作用**します．脂肪細胞の分化・増殖のマスターレギュレーターである核内受容体型転写因子 **PPARγ（peroxisome proliferator activated receptor γ）の作動薬**であることが分かっています．
- チアゾリジン薬は肥大化した脂肪細胞を減少させ，小型脂肪細胞を増やします．その結果，脂肪細胞から分泌される TNF-α などの様々な「悪玉」アディポカインが減少し，アディポネクチンに代表される**「善玉」アディポカインが増加**します．このアディポネクチンの増加作用は，同じくインスリン抵抗性改善薬に分類されるビグアナイド薬には認められないチアゾリジン薬に特有の効果です．
- また，皮下脂肪に中性脂肪を蓄積させることで**内臓脂肪を減らし**，肝臓や骨格筋における脂肪沈着（異所性脂肪蓄積）を抑制して，インスリン抵抗性を改善させる作用もあると考えられます．体重はあまり変わらないのに脂肪肝による肝機能障害が改善する症例をしばしば経験します．
- 基礎研究では，血管内皮細胞やマクロファージに発現している PPARγ を介した抗炎症作用や抗動脈硬化作用により**大血管症の進展を直接抑制**する可能性が報告されています[2]．実際，大血管症の既往を有する 2 型糖尿病患者を対象とした **PROactive**

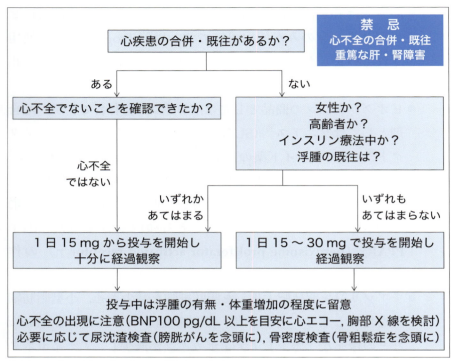

図 2 ピオグリタゾンの使用にあたって

試験では,ピオグリタゾンの追加投与により全死亡と大血管症の発症が抑制されることが示されました[1]．

- このような知見から,大血管症の既往がある 2 型糖尿病患者さんに対しては,大血管症の再発予防を期待してピオグリタゾンを投与する場合があります．ただし,**心不全の発症・増悪には留意**する必要があり,女性・高齢者・インスリン療法中では少量の 15 mg から開始するのが安全です．
- BNP（脳性ナトリウム利尿ペプチド）は,心不全のスクリーニング検査として有用な場合があります（**図 2**）．

なぜ考え方が変わったか

- 2005 年に発表された PROactive 試験は，ピオグリタゾン投与の有無のみに差をつけて，2 型糖尿病患者に対する心血管イベントの二次予防効果を検証したものです[1]．一次エンドポイント（全死亡＋非致死性心筋梗塞＋脳卒中＋急性冠症候群＋冠動脈または下肢動脈における血管内または外科的インターベンション＋下肢切断）に関しては有意差を認めませんでしたが，一次エンドポイントの一部を取り出した二次エンドポイント（全死亡＋非致死性心筋梗塞＋脳卒中）について解析すると 16％のイベント抑制効果を認めました．なお，致死性心不全には差を認めなかったものの，入院を要する**心不全はピオグリタゾン投与群で多かった**ことが報告されています．

- チアゾリジン薬を直接評価した大規模臨床試験ではありませんが，2008 年に発表された the Action to Control Cardiovascular Risk in Diabetes（ACCORD）試験では，より低い目標 HbA1c 値を設定した強化療法群で総死亡率がむしろ増加するという結果が出て，わが国の糖尿病治療のあり方に非常に大きなインパクトを与えました[3]．また，同年に発表された Action in Diabetes and Vascular Disease Preterax and Damicron Modified Release Contorolled Evaluation（ADVANCE）試験や Veterans Affairs Diabetes Trial（VADT）試験でも，強化療法群にて総死亡率や心血管イベントの有意な減少を認めることができませんでした[3]．

- この 3 つの大規模臨床試験を契機として，糖尿病治療においては，「**低血糖，特に重症低血糖を防ぐこと**」と「**体重増加を防ぐこと**」が重要であることが強く認識されるようになりました．特に，SU 薬を中心とした内服薬やインスリン療法に，食事・

運動療法が適切に組み合わされない場合には，望まない体重増加を招く可能性が高くなります．
- チアゾリジン薬は，単独使用では低血糖はほとんど生じない点ではメリットがありますが，**体重増加をきたしやすい**点がデメリットであると捉えられるようになりました．
- 2011年の海外の疫学研究において，ピオグリタゾンにより**膀胱がんの発生リスクが増加**することが報告され[4]，大きな話題を呼びました．わが国の添付文書においても，「**膀胱癌治療中の患者には投与を避ける**こと．また，特に，膀胱癌の既往を有する患者には本剤の有効性および危険性を十分に勘案した上で，投与の可否を慎重に判断すること」という文言が追記されました．
- ただし，最近の研究ではピオグリタゾンにより膀胱がんの発生リスクは増加しないとする報告も複数あり[4]，明確な結論は出ていません．
- 基礎研究において，チアゾリジン薬は骨髄において骨芽細胞の形成を抑制し，脂肪細胞への分化を促進する作用を有するため，骨密度の低下を引き起こすことが知られています[5]．実際，海外の疫学研究において，ピオグリタゾンにより**骨折のリスクが上昇**することや，骨密度が低下することが報告されています．
- **閉経後の女性で骨粗鬆症を有する患者さん**に対して，ピオグリタゾンを新規に投与する場合には，血糖管理上のメリットと骨折のデメリットの双方を考慮する必要があります．ピオグリタゾンを使用中の患者さんが骨折や明確な骨密度低下をきたした場合には，投与中止が可能か検討しましょう．

TAKE HOME MESSAGE

- チアゾリジン薬はインスリン抵抗性を改善させる薬剤であり，その作用は他の糖尿病治療薬にはない独特なものです．
- 肥満2型糖尿病症例では，しばしば著効を示しますが，食事・運動療法をおろそかにするとさらなる体重増加を招きます．
- 心不全の発症・増悪や骨粗鬆症・骨折，膀胱がんへの注意が必要です．

文　献

1) Dormandy JA, et al. Lancet. 2005; **366**: 1279-1289
2) Matsumura T, et al. J Diabetes Investig. 2012; **3**: 11-23
3) Terry T, et al. Curr Cardiol Rep. 2012; **14**: 79-88
4) Filipova E, et al. Diabetes Ther. 2017; **8**: 705-726
5) Montagnani A, et al. Diabetes Obes Metab. 2013; **15**: 784-791

（高本　偉碩）

17 少しだけ SU 薬

SU 薬を有効に使う手法

結論から先に

- スルホニル尿素（SU）薬は，60年もの間にわたって臨床の現場で使用され続けられてきた薬剤で，「低血糖」以外の有害事象が極めて少ない安全性の高い糖尿病治療薬です．
- 低血糖を回避するために SU 薬の使用は少量に留めます．原則として，**グリクラジド（グリミクロン®）は 40mg/日，グリメピリド（アマリール®）1mg/日以上は使用しない**ようにします．
- 作用時間が長いグリベンクラミド（オイグルコン®，ダオニール®）は使用しないことを徹底して下さい．

SU 薬の暗い過去

- SU 薬が糖尿病治療の主体であった 1990 年前後までは，グリベンクラミドを 5 ～ 10 mg/日まで使用するという不適切な処方例も少なくなく，副作用としての低血糖が日常茶飯事のように経験されました．
- 救急の現場では SU 薬による低血糖の報告が繰り返されています．意識障害を伴って第三者の助けが必要な重症低血糖患者 135 人の臨床症状を解析した神戸市立医療センター中央市民病院のデータでは，SU 薬ないしは SU 薬と他剤の併用によって低血糖を起こしたものが 72% を占めていました[1]．

- このような背景をもとに，低血糖を引き起こさない，ないしは引き起こしにくい薬剤として，ビグアナイド薬，α-グルコシダーゼ阻害薬，チアゾリジン薬ないしはグリニド薬の使用が推奨されるようになり，食後高血糖の抑止が動脈硬化を抑止するというキャッチコピーが喧伝されるようになったのです．

なぜ考え方が変わったか

- SU 薬により低血糖を引き起こしやすい病態や，SU 薬によるインスリン分泌機構がより詳細に解明されるようになり，適切な使用によって糖尿病治療の選択肢を広げる薬剤であることが再認識されつつあります．
- SU 薬によって低血糖をきたしやすい患者さんの eGFR は 60 mL/ 分 /1.73 m^2 以下で，かつ 70 歳以上の高齢者に多いことが確認されています[2]．50 歳以上になると eGFR は経年的に 1.0 mL/ 分 /1.73 m^2 の速度で低下することが知られており，70 歳以上の患者さんでは SU 薬を使用する場合はごく少量とし（グリクラジド 10 〜 20 mg/ 日，グリメピリド 0.5 mg/ 日），eGFR 30 mL/ 分 /1.73 m^2 の患者さんには原則として用いないことが重要です．
- 食後高血糖の是正をすることの意義は不明確であることを再認識すべきです．事実として明らかになっていることは，75gOGTT 2 時間値と冠動脈疾患のリスクが関連しているという疫学データであり[3,4]，耐糖能異常（IGT）に対して糖尿病への進展を抑止すべく α-グルコシダーゼ阻害薬を投与した際に，冠動脈疾患の発生が減少したという「二次（副次）解析」なのです[5]．75gOGTT 2 時間値と食後血糖値とを同一視することは科学的な視点に欠けており，しかも，食後高血糖を改善

表 1 血糖値から見た SU 薬の使用方針

随時血糖値（mg/dL） HbA1c（%）		<200 <7.0%	200～300 7.0～8.5	301～ 8.6～
初期治療薬として 開始する場合	グリメピリド	使用しない	0.5 mg から漸増	1 mg から漸増
	グリクラジド	使用しない	10 mg から漸増	40 mg から漸増
追加薬として 使用する場合	グリメピリド	使用しない	0.5 mg から漸増	0.5 mg から漸増
	グリクラジド	使用しない	10 mg から漸増	20 mg から漸増

すべくグリニド薬を投与した大規模臨床試験では，心血管イベントも死亡率も減少してはいません[6]．**食後高血糖が心血管イベントのマーカーなのか治療ターゲットなのかをわきまえた議論が必要**です．

- SU 薬は長期間使用してくると血糖コントロールが次第に悪化し，薬剤の有効性が低減する（二次無効）と言われます．しかし，どのような薬剤でも経時的に血糖コントロールが悪化するため，2 型糖尿病の病態としての膵 β 細胞機能の経年的な低下の過程を見ているのではないかとも考えられています[7]．さらに，高血糖が持続することにより膵 β 細胞内での糖代謝が阻害され，細胞内の ATP 濃度が低下した状態では SU 薬のチャネル閉鎖作用が障害されることも，二次無効の一因として考えられています[8]．SU 薬であっても，グリクラジドは臨床的に使用されている濃度下においても抗酸化作用を発揮し，膵 β 細胞機能に対して保護的に作用する可能性が示唆されている薬剤です[9]．

SU 薬の使い方

- SU 薬は糖毒性を解除するための薬剤であり，低血糖のリスクを勘案すると，空腹時血糖値 140 mg/dL 程度の患者さんの第一選択薬とはなりません（**表 1**）．また，高齢者，eGFR 30 mL/

分 /1.73 m^2 以下の腎機能が低下している患者さんには使用しないことが原則です．
- グリクラジド，グリメピリドの作用時間は 6 〜 12 時間程度であるが，グリベンクラミドの作用時間は 12 〜 24 時間と長く，遷延性の低血糖を引き起こすリスクが高いため，**グリベンクラミドは一般の臨床現場では使用すべきではない**といっても過言ではないと思います．
- SU 薬は膵β細胞の SU 受容体に結合し，K_{ATP} チャネル活性を閉鎖し，細胞内への Ca^{2+} の流入を促し，インスリン分泌を引き起こす薬剤です．
- メカニズムは不明ですが，SU 薬を含む経口薬を 2 剤，3 剤と併用しても十分な血糖コントロールが得られない場合に，SU 薬を変更すると血糖コントロールが改善することがあります．例えば，グリメピリド 1 mg/ 日をグリクラジド 20 mg に変更することで HbA1c 値にして 0.5 〜 1.0％改善することが経験されます．

TAKE HOME MESSAGE

- 遷延性の低血糖を引き起こす可能性がある，腎排泄で作用時間の長いグリベンクラミドは使用しないことを原則として下さい．
- 漫然と SU 薬を使用しないで下さい．SU 薬を使用して HbA1c 値が 7.0％未満の場合は，潜在性に低血糖が起きている可能性があります．その場合は，薬剤を，1/2 量に減量して下さい．血糖コントロールが良好に維持されている場合は SU 薬を中止しても構いませんが，2〜3ヵ月で血糖コントロールが悪化してきます．その場合には，SU 薬を少量から再開して下さい．

文　献
1) 岩倉敏夫ほか．糖尿病．2012; **55**: 857-865
2) Haneda M, et al. Nephrol Dial Transplant. 2009; **24**: 338-341
3) DECODE study group. Lancet. 1999; **354**: 397-405
4) Tominaga M, et al. Diabetes Care. 1999; **22**: 920-924
5) Chiasson JL, et al. JAMA. 2003; **290**: 486-494
6) The NAVIGATOR study group. N Engl J Med. 2010; **362**: 1463-1476
7) Kahn SE, et al. N Engl J Med. 2006; **355**: 2427-2443
8) Mukai E, et al. Am J Physiol. 1998; **274**: E38-E44
9) Kimoto K, et al. Biochem Biophys Res Commun. 2003; **303**: 112-119

（吉岡　成人）

18 食後高血糖はどうするか： α-グルコシダーゼ阻害薬とグリニド薬

α-グルコシダーゼ阻害薬とグリニド薬を有効に使う手法

結論から先に
- 食後高血糖は，糖尿病の血管合併症，特に大血管症（動脈硬化性疾患）の危険因子です．
- グリニド薬とα-グルコシダーゼ阻害薬（α-GI）は，発症早期の糖尿病患者さんや，他剤で空腹時血糖がコントロールされている肥満患者さんの治療の良い選択肢です．
- どちらも食直前に内服するため，服薬アドヒアランス（飲み忘れ）が問題になりやすい薬剤です．

食後高血糖とα-GI・グリニド薬の作用について

1 食後高血糖と血糖変動
- 食後高血糖と血糖変動は，糖尿病の血管合併症，特に大血管症（動脈硬化性疾患）のリスクと関係します．
- 平均して血糖値が高い（つまり HbA1c 値が高い）ことも大血管症発症のリスクと関連しますが，食前血糖値が高くない段階から食後高血糖は心血管疾患や死亡のリスクを増加させます．血糖変動が大きい患者では，冠動脈プラークのうち，破綻しやすい不安定プラークの割合が多いという報告もあります[1]．
- 食後高血糖が血管合併症をきたすメカニズムは完全には明らかになっていませんが，酸化ストレスや血管内皮機能低下との関

連が指摘されています．
- **HbA1c 値（平均血糖値）が同じで食後高血糖が存在するならば，その裏には低血糖が隠れている**はずです．低血糖は心筋梗塞や脳梗塞だけでなく，突然死や認知症の発症とも関連しています．糖尿病の治療にあたっては，**いかなる場合でも低血糖を避ける**ようにすべきです．

2 α-GI はどのような薬剤か？

- α-GI は糖質の吸収を緩徐にして食後の血糖上昇を抑制する薬剤です．α-グルコシダーゼには二糖類を単糖類に分解する作用があります．α-グルコシダーゼを阻害することで，食直後に腸管から単糖類が急速に吸収され，食後に血糖が上昇するのを抑えることができます．
- α-GI の投与で問題となるのは，放屁や腹部膨満，下痢，便秘などの消化器系副作用です．小腸で吸収されなかった糖質が大腸に流入し，腸内細菌の作用でガスを発生するためです．ただし，これらの副作用は内服を継続することにより軽減することが多いです．
- α-GI は glucagon-like peptide 1（GLP-1）や glucose-dependent insulinotropic olypeptide（GIP）など，インクレチンの分泌を促進する作用があります．また，α-GI の作用により腸管で産生される水素ガスが大血管症の発症予防に関連しているという説もあります．

3 グリニド薬はどのような薬剤か？

- グリニド薬は，食後のインスリン追加分泌を促進し，食後高血糖を改善させます．2型糖尿病では，インスリンの初期追加分泌能が低下することが最初の病態ですが，グリニド薬にはこれを修正し，**インスリン分泌パターンを正常に近い状態にする**作用があります．

- グリニド薬は，SU 薬の作用点である SU 受容体またはその関連蛋白に結合してインスリンの分泌を促進させますが，作用時間が短いためインスリンの総分泌量は増加させず，体重増加作用も少ない点が特徴です．

具体的にどうする？

1 どのような患者に適しているか？

- いずれの薬剤も食後の血糖上昇が顕著な患者さんに適しています．空腹時血糖が高い患者さんでは，両薬剤のみではコントロールできないことも多く，他の薬剤を併用する必要があります．
- SU 薬やインスリンと比べると低血糖をきたす頻度が少ないため，高齢者や腎機能の低下した患者さんに対する選択肢としても優れています．

[α-GI が適した患者]

- α-GI は，単独投与では食後高血糖が主体で，およそ HbA1c 値 8％程度までで肥満のある患者さんの初期治療に適しています．また，他の薬剤の投与でも食後高血糖のコントロールが十分でない場合に追加することもできます．
- HbA1c 値低下作用が 0.5～0.8％程度と少ないため，海外ではあまり使用されていませんが，食事に占める糖質の割合が比較的多い日本人には向いている面もあります．

[グリニド薬が適した患者]

- インスリン分泌促進薬の使用が必要と考えられる患者さんで，空腹時血糖がそれほど上昇していないか，他の薬剤で空腹時血糖はコントロールされている方がグリニド薬の良い適応となります．

- 腎機能が低下して SU 薬を使用すべきでない患者さんにも，ミチグリニドやレパグリニドは使用することができます（慎重投与）．ナテグリニドは活性代謝物による重症低血糖をきたすことが報告されているため，腎不全患者では禁忌です．

2 処方の実際

> **処方例**
> ①グリニド薬：シュアポスト®（レパグリニド）
> 　　　1 回 0.25～0.5 mg，1 日 3 回，毎食直前
> ②α-GI：セイブル®（ミグリトール）
> 　　　1 回 50 mg，1 日 3 回，毎食直前
> 　など，いずれも食直前投与とします．

- α-GI は投与初期に消化器系の副作用が多く見られるため，**朝食や夕食など食後高血糖をきたしやすいタイミングを選んで 1 日 1～2 回投与から始め，徐々に増量**することもあります．1 日 3 回投与で開始し，副作用が出現した場合にも，1～2 回に減量すれば継続が可能な場合があります．
- 空腹時血糖の改善が不十分な場合は，他の薬剤を併用します．空腹時血糖値を低下させる薬剤には，SU 薬，メトホルミン，チアゾリジン薬，SGLT2 阻害薬，持効型インスリン，長時間作用型 GLP-1 受容体作動薬などがあります．このうち，**SU 薬とグリニド薬は受容体が共通ですので，併用はしません**．
- インスリン強化療法からのステップダウンとして，ボーラス（食前投与）の（超）速効型インスリンをグリニド薬に切り替えるのは，注射回数が減って患者の QOL の向上につながる合理的な選択です．ただし，内因性インスリン分泌能が低下している患者さんでは効果がないこともあります．切り替えが可能かどうかは通常，数日の観察で判断が可能です．

3 気をつけるべき点は？

- 両薬剤とも食事の直前に内服するため，**服薬アドヒアランスが低下しやすい**ことが問題です．特に昼食前や外食の際の内服を忘れることが多いです．
- **"「いただきます」とともに薬を内服してから食事に取りかかる"** ことを繰り返し説明し，習慣づけてもらうようにします．
- 内服のタイミングを統一するため，DPP-4 阻害薬やメトホルミンなど，**他の血糖降下薬も食直前に合わせて内服**してもらうことも工夫の１つです．
- 服薬は面倒でも，食事摂取の時間が不規則な患者さんでは，食事に合わせて内服できるというメリットもあります．食事のたびに内服することは，食事の量や内容を患者さん自身が考える契機にもなります．
- $α$-GI の内服中に低血糖をきたした際には，砂糖（二糖類）の摂取では血糖値が十分に回復しないため，**ブドウ糖を摂取する必要**があります．ブドウ糖を含む多くの（無糖でない）清涼飲料水でも代用できます．

$α$-GI，グリニド薬の位置づけと今後の展望

- インクレチン関連薬の登場以降，$α$-GI やグリニド薬は，アドヒアランスの問題や併用薬の制限などから使用される機会が減少していました．
- その一方で，食後血糖や血糖変動を改善させる薬剤の重要性が見直されてきました．また，糖尿病患者の半数近くが高齢者という現代において，**低血糖の危険が大きい SU 薬の使用をできる限り少なくする**ことが求められてきています．メトホルミンや GLP-1 受容体作動薬，持効型インスリンなどで食前血糖値

を比較的安全にコントロールできるようになったことで，食後高血糖改善の手段としてのグリニド薬やα-GIの可能性が広がりつつあります．

グリニド薬とα-GIの併用療法

- グリニド薬とα-GIはどちらも食後高血糖の是正のための薬剤ですが，作用機序が異なり，服薬タイミングも同じであることから併用することは合理的です．両者の併用により，食後高血糖がより改善し，インスリンの総分泌量は増加させない（体重増加の懸念が少ない）ことが報告されています[2]．ミチグリニドとボグリボースの合剤（グルベス®）も販売されています．

TAKE HOME MESSAGE

- 高齢化が進むわが国の糖尿病診療においては，食後高血糖や低血糖のない"良質な"血糖コントロールを目指すべきです．
- α-GIやグリニド薬はSU薬に比べて低血糖をきたしにくく，食後高血糖を改善させる薬剤です．
- 服薬アドヒアランスが低下しやすいため，確実に内服できるような服薬指導が重要です．

文　献
1) Okada K, et al. Cardiovasc Diabetol. 2015; **14**: 111
2) Katsuno T, et al. J Diabetes Investig. 2011; **2**: 204-209

（原　眞純）

19 SGLT2阻害薬は魅力的か

SGLT2阻害薬を有効に使う手法

結論から先に
- 尿糖排泄を増やすことで血糖を下げる新しい作用機序の糖尿病治療薬です．
- 脱水などの副作用に注意し，慎重に患者さんを選んで投与する必要があります．
- 血糖降下作用以外に，体重減少や合併症予防効果なども期待できます．

作用機序と特徴
- 腎臓の近位尿細管（S1）にある sodium glucose co-transporter（SGLT）2は，糸球体で濾過されて原尿中に出てきたグルコースの約80〜90％を再吸収します（**図1**）．残りのグルコースも近位尿細管（S3）にある SGLT1 ですべて再吸収されるため，正常では尿糖は出ません．SGLT2阻害薬は，グルコースの再吸収を阻害し尿糖の排泄を増やすことで，血糖を低下させます．
- 単剤投与では低血糖の危険はほとんどありません．インスリンやスルホニル尿素（SU）薬などとの併用では，低血糖のリスクがあります．
- 尿中にグルコースを排泄することにより血糖降下作用を発揮するので，腎機能が低下して尿量が少ない患者さんには無効です．

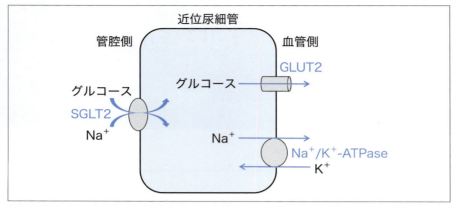

図1 近位尿細管のSGLT2によるグルコース再吸収

- グルコースをエネルギー源として利用できなくなり，代わりに脂肪を燃焼するので，体重が減ることが期待できます．
- 既存の糖尿病治療薬とは異なる新しい作用機序の薬剤です．他の薬剤と併用することで相加的な血糖降下作用を期待できます．
- インスリンに依存しないで血糖を低下させるので，高インスリン血症を防ぎ，膵β細胞を保護する可能性があります．

販売前の予想は？

- 副作用が多くて使いにくいと考えられていました（**表1**）．日本糖尿病学会から適正使用に関するRecommendationが出ています．その中では，低血糖，高齢者，脱水，尿路感染症，性器感染症，皮膚症状などに関する注意喚起が示されています．
- **脱水・脳梗塞など**：尿糖排泄の増加に伴う浸透圧利尿のために尿量が増えて脱水になりやすい．糖尿病患者さんは動脈硬化が進行している場合が多く，脱水のために脳梗塞や心血管イベントが増加してしまうため，患者さんに脱水防止を注意する必要があります．

表 1　SGLT2 阻害薬の副作用

- 脱水
- 脳梗塞
- 尿路感染症，性器感染症
- 皮膚症状
- ケトアシドーシス
- サルコペニア

- **尿路感染症，性器感染症**：もともと糖尿病患者さんでは，尿路感染症，性器感染症が多く見られます．尿糖が菌の繁殖に有利な環境となるためと考えられます．特に女性は，解剖学的な関係により多く認められます．SGLT2 阻害薬により尿糖が増えると，さらに感染症が増えることが予想されます．
- **皮膚症状**：瘙痒，薬疹，発疹，皮疹，紅斑などの皮膚症状の副作用が多いです．どんな薬剤にも薬疹の副作用は起こり得ますが，SGLT2 阻害薬では特に多く副作用が報告されています．脱水に起因する可能性が示唆されていますが，はっきりした原因は分かっていません．
- **ケトアシドーシス**：グルコースの代わりに脂肪をエネルギー源とするため，脂肪が分解されたときに，ケトン体が産生します．そのために，ケトアシドーシスを発症しやすくなります．SGLT2 阻害薬を投与中には，血糖値が正常範囲でもケトアシドーシスを起こすことが報告されています．
- **サルコペニア**：SGLT2 阻害薬でグルコース利用が低下すると，脂肪や筋肉が代わりのエネルギー源となります．SGLT2 阻害薬を投与している糖尿病患者を対象としたグルコースクランプ試験では，血中のグルカゴンが増加して，グルコース産生が増加しました[1]．肥満や過栄養状態であれば，脂肪が燃焼されて体重減少が期待できます．しかし，高齢の日本人に多い，イン

スリン分泌が低く痩せ形の2型糖尿病患者の場合，筋肉量が低下する恐れがあります．

この臨床試験がブレイクスルー

- 心血管疾患の既往のある2型糖尿病患者にエンパグリフロジン（ジャディアンス®）を投与した，EMPA-REG OUTCOME 試験が，2015 年の N Engl J Med に報告されました[2]．約 7,000 人の2型糖尿病患者を，プラセボ群，エンパグリフロジン 10 mg 群，エンパグリフロジン 25 mg 群の3群に分けて，3年ほど追跡しています．一次エンドポイントは，心血管疾患死，非致死性心筋梗塞，非致死性脳卒中です．結果は，エンドポイントの心血管死が4割も低下していました．多くの患者でスタチンやレニン・アンジオテンシン（RAS）系降圧薬，β 遮断薬などが投与されていて，さらに上乗せ効果でイベントを抑制しています．SGLT2 阻害薬による利尿効果が一因と考えられていますが，はっきりした作用機序は分かっていません．また，SGLT2 阻害薬全般に認められる効果なのか，エンパグリフロジンに特有の効果なのかもはっきりしません．今後の臨床試験，基礎的な研究の結果が非常に興味深いです．

- EMPA-REG OUTCOME 試験のサブグループ解析では，糖尿病腎症の発症・進行を抑制することも報告されています[3]．こちらも非常に予想外の結果で驚きました．SGLT2 は，グルコースとナトリウムを共輸送しますので，SGLT2 阻害薬によりナトリウムの排泄が増えて，血圧が低下することに関連する可能性がありますが，それ以外の機序がありそうです．SGLT2 阻害薬の糖尿病腎症に対する効果も今後の研究の結果が待たれます．

なぜ考え方が変わったか

- **予想よりも副作用が少なかった**：作用機序から多くの副作用が予想されて，あらかじめ注意点がある程度分かっていました．高齢者では使用しないことや水分を補給することなどの注意喚起が周知されて，専門医を中心に慎重に使用が開始されました．そのために，脱水や脳梗塞，ケトアシドーシスなどの重篤な副作用が予防できていると考えられます．
- **体重減少が大きい**：欧米では，SGLT2阻害薬はかなり使用されています．血糖降下作用はもちろんですが，それ以上に体重減少作用が大きいことが理由と考えられます．特に米国では肥満者が増大していますので，痩せ薬として利用されているのではないでしょうか．

使用上の注意点は？ 具体的にどうする

- 一言で2型糖尿病と言っても，患者さんの病態は多様です．作用機序の異なる様々な糖尿病治療薬が開発されてきました．病態を十分に解析して，対応する治療薬を選択しましょう．比較的若く，病歴が短く，肥満の強い患者さんでは，ビグアナイド薬と並んでSGLT2阻害薬が第一選択になる可能性があります．
- EMPA-REG OUTCOME試験の結果がありますが，脳梗塞や心血管疾患の既往のある患者さんへの投与は慎重にする必要があります．
- 脱水にならないように水分摂取を勧め，発熱・下痢・嘔吐などのシックデイには休薬するように指導しましょう．
- 低炭水化物ダイエットをしている患者さんにSGLT2阻害薬を投与すると，ケトアシドーシスを誘発する危険が非常に高いと考えられます．

今後の見通しは

- SGLT2阻害薬の大規模臨床試験が，いくつも現在進行中です．それらの結果によって，他の糖尿病治療薬との比較や，心血管疾患患者に対する効果，合併症予防効果，副作用情報が明らかになり，より使いやすい薬剤となることが期待されます．
- 糖尿病治療薬の種類が増えてきましたが，単剤で十分な血糖降下作用を得られることはまれです．SGLT2阻害薬のように新規の作用機序の薬剤が開発されることで，糖尿病治療薬を併用する組み合わせが増えて，より良い血糖コントロールができるようになります．

TAKE HOME MESSAGE

・症例を注意深く選び，比較的若く，病歴が短く，肥満の強い患者さんに投与しましょう．
・投与する患者さんには，副作用をよく説明し，水分摂取を勧めて脱水を予防しましょう．

文　献
1) Merovci A, et al. J Clin Invest. 2014; **124**: 509-514
2) Zinman B, et al. N Engl J Med. 2015; **373**: 2117-2128
3) Wanner C, et al. N Engl J Med. 2016; **375**: 323-334

〈迫田　秀之〉

20 どれも同じに見えるけど： GLP-1 受容体作動薬

GLP-1 受容体作動薬の使い分け

結論から先に

- インクレチン関連薬は 2 型糖尿病の病態の根幹，すなわち進行性の膵 β 細胞量減少，グルカゴン分泌異常，肥満の改善が期待できる点で単なる血糖低下作用（anti-hyperglycemia）を超えた包括的な治療戦略（anti-diabetes）となりうる強力なツールといえます．ことにアジア人においては非アジア人に比べて血糖低下作用がより高いことが知られています[1]．

- 経口のインクレチン関連薬である DPP-4 阻害薬と注射製剤である GLP-1 受容体作動薬の違いは，glucagon-like peptide 1（GLP-1）が生理的濃度か薬理学的濃度となるかの差異です．そのため GLP-1 受容体作動薬は血糖低下作用がより強力であるのに加え，胃排泄遅延・食欲抑制作用が強いので，体重減少効果も期待できます．わが国での各種製剤の特徴を**表1**に示します．

具体的にどうする？

- ADA-EASD position statement においては第一選択にメトホルミン，第二選択として他の経口薬やインスリンとともに GLP-1 受容体作動薬が挙げられています．わが国の『糖尿病治療ガイド』では明確にどの段階で使用するべきかの記載はあり

表 1　GLP-1 受容体作動薬一覧

一般名	リラグルチド	エキセナチド	エキセナチド	リキシセナチド	デュラグルチド
製品名	ビクトーザ®	バイエッタ®	ビデュリオン®	リキスミア®	トルリシティ®
デバイス針	ペン型注射器 31〜34 G	ペン型注射器 31〜34 G	バイアル／シリンジペン型注射器 29 G	ペン型注射器 31〜34 G	アテオス 23 G
効能・効果	2 型糖尿病				
併用可能	制限なし	SU 単剤 SU+BG SU+TZD	SU, BG, TZD 単剤 上記 3 剤のうち 2 剤の併用	SU 単剤 SU+BG 基礎インスリン 基礎インスリン+SU	制限なし
用法	1 日 1 回朝または夕	1 日 2 回朝・夕食前	週 1 回	1 日 1 回朝食前	週 1 回
用量	0.3 mg ↓（1 週間以上） 0.6 mg ↓（1 週間以上） 0.9 mg	5 μg（10 μg/日） ↓（1 ヵ月以上） 10 μg（20 μg/日）	2 mg	10 μg ↓（1 週間以上） 15 μg ↓（1 週間以上） 20 μg	0.75 mg
半減期	13〜15 時間	1.3〜1.4 時間	―	2.12〜2.45 時間	4.5 日
	長時間作用型	短時間作用型	長時間作用型	短時間作用型	長時間作用型
腎機能障害	慎重投与	禁忌：透析を含む重度 慎重投与：中等度または軽度	禁忌：透析を含む重度 慎重投与：中等度または軽度	慎重投与：重度または末期腎不全	記載なし
肝機能障害	慎重投与	慎重投与	慎重投与	記載なし	記載なし
ペプチド	ヒト GLP-1 由来	Exendin-4 由来	Exendin-4 由来	Exendin-4 由来	ヒト GLP-1 由来

SU：スルホニル尿素薬，BG：ビグアナイド薬，TZD：チアゾリジン薬

　　ません．
- 注射製剤であることによる患者さんおよび医療従事者の心理的障壁，薬剤費などからも，2〜3 剤の経口糖尿病治療薬を併用しても治療効果不十分の際に切り替えあるいは上乗せとして選択されるのが一般的でしょう．この場合に SU 薬やインスリンは減量するなど低血糖への配慮が必要です．
- 筆者は"先手必勝"で第一選択薬に用いて早期に注射療法から

離脱する手法をとって好成績を収めています．当然，いずれの場合にも内因性インスリン分泌能が保たれていることが必要条件です．
- 気になる副作用（消化器症状）については十分に説明することで多くの患者さんの忍容性を見ています．長期的な膵炎，膵臓がんなどのリスクについては，市販後の期間からも現時点では発がん性があるというデータはないようです．

なぜ考え方が変わったか

- 2型糖尿病薬物療法に大きな影響を与えたのは2008年に発表された3つの大規模臨床試験［the Action to Control Cardiovascular Risk in Diabetes（ACCORD）試験[2]，Action in Diabetes and Vascular Disease Preterax and Damicron Modified Release Contorolled Evaluation（ADVANCE）試験[3]，Veterans Affairs Diabetes Trial（VADT）[4]］でしょう．
- 1993年のDiabetes Control and Complications Trial（DCCT）発表以後，厳格に血糖管理をすることで糖尿病慢性合併症を予防することが糖尿病治療の第一義と考えられてきましたが，2008年の3試験の発表以後血糖管理においては"患者中心・個別化"がより強調されるようになりました．すなわち，厳格な血糖降下を一律に図るあまり重症低血糖や体重増加をきたすと，ACCORD試験に見るようにかえって死亡率が増してしまうことが認識されたのです．一方で，UKPDS（United Kingdom Prospective Diabetes Study）80においては，糖尿病早期における厳格血糖管理は年余を経ても遺産効果（legacy effect）としてベネフィットが継承されることも分かりました[5]．

この臨床試験がブレイクスルー

- UKPDS80[5] および ACCORD 試験[2] を挙げたいと思います.

> **UKPDS80 および ACCORD からのメッセージ；**
> **これからの糖尿病治療戦略**
> ・早期厳格血糖管理
> ・低血糖回避
> ・肥満回避
> ・β 細胞機能維持
> ・患者ごとの個別化治療

- 心血管イベントアウトカム試験では，Exenatide Study of Cardiovascular Event Lowering（EXSCEL）試験（エキセナチド），Lixisenatide in Patients with Type 2 Diabetes and Acute Coronary Syndrome（ELIXA）試験（リキシセナチド），Liraglutide Effect and Action in Diabetes: Evaluation of Cardiovascular Outcome Results（LEADER）試験（リラグルチド），Researching Cardiovascular Events With a Weekly Incretin in Diabetes［REWIND；デュラグルチド（未発表）］がありますが，これまで対照薬（プラセボ）に対して劣性を示すものはありません．2016 年の LEADER 試験[6] では，ハイリスク 2 型糖尿病患者において，標準治療＋リラグルチド併用がプラセボに対して心血管イベント抑制において優越性ありとされましたが，海外承認用量（1.8 mg）であることには留意しなければなりません．

個人的な経験で言えば

- 国内外の臨床試験結果からも，GLP-1 受容体作動薬が適する患者像の 1 つとして "肥満を伴う比較的早期の 2 型糖尿病" が

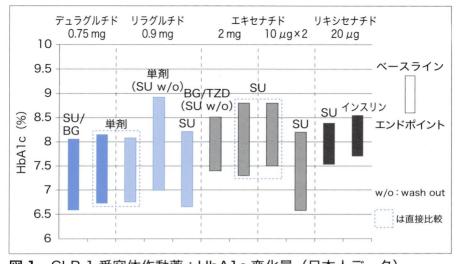

図1 GLP-1受容体作動薬：HbA1c変化量（日本人データ）
［日本で実施されたGLP-1受容体作動薬の第Ⅲ相試験の結果より作成］

考えられるでしょう．心血管系イベントの抑制を目指し，健康寿命の延伸を見据えた治療を行う際に，GLP-1受容体作動薬を使用するメリットが最大限に発揮されます．さらに，多剤併用でも血糖コントロール不良で次の一手がない，食事療法の不遵守（不規則な生活スタイル），頻回の注射が困難な症例など，様々な患者さんの病態・ライフスタイルに応じた治療戦略を立てる上で有用な薬剤と考えています．

- 血糖降下作用については**図1**のとおりで，リラグルチドとデュラグルチドはほぼ同等でしょう．では，具体的にどの製剤を選択するかについては，注射回数，自己注射手技導入のしやすさ（注射器具）を考慮するのが現実的です．特に食欲抑制効果を強く狙いたい場合には短時間作用型のエキセナチド，リキシセナチドを用いる場合もありますが，この場合には腎機能について配慮する必要があります．

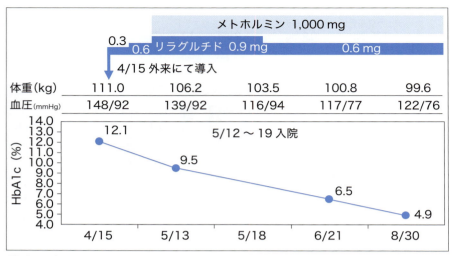

図2 症例1
56歳男性．推定罹病期間10ヵ月，BMI 35.4．

こんな患者さんがいました

- GLP-1受容体作動薬のベネフィット最大化を念頭に，代表的な有効例（**図2，図3**）を紹介します．

症例1（図2）

　56歳男性．推定罹病期間は10ヵ月とごく早期ですが，初診時HbA1c値は12.1%と極めて高値です．初回治療からリラグルチドを導入し，メトホルミンの併用開始と同時に0.9 mgまで増量したところ，HbA1c値が順調に改善しました．その後，リラグルチドを0.6 mgに減量してHbA1c値6.5%に，さらに4ヵ月半を経過した時点で4.9%を達成しました．体重は111.0 kgから99.6 kgに減量，その後すべての薬物療法を中止して長期間（5年）推移しています．

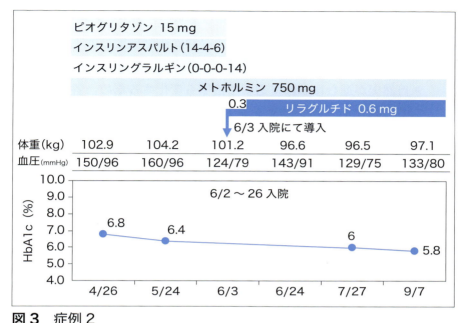

図3 症例2
53歳男性．推定罹病期間5年，BMI 33.0．

症例2（図3）

　推定罹病期間5年の53歳男性．BMI 33.0とやはり肥満であり，メトホルミンおよび強化インスリン療法によってHbA1c値は6.4%まで低下していましたが体重減少は期待できません．入院下で，メトホルミン以外の治療薬をリラグルチド0.3 mgに切り替え導入，0.6 mgに増量して継続したところ，3ヵ月後にHbA1c値5.8%を達成しました．この間，体重は102.9 kgから97.1 kgに推移し患者さんの治療満足度も非常に高いものでした．

2型糖尿病自然史を踏まえた使い分け

- 2型糖尿病自然史において，インスリン抵抗性は発症前から増

大し，発症後も高いままに推移します．一方，インスリン欠乏，インクレチン効果の低下，および膵β細胞機能の低下は疾患の経過に従い進行性です．
- 自然史が進むにつれて適切な治療も変化するため，各患者がどの段階にあるかを踏まえたGLP-1受容体作動薬の導入が重要です．中高年，メタボリックシンドロームの傾向がある患者さんに対して体重減少を期待しながら膵β細胞機能を保護することで，上記症例に見られるように，一見糖尿病の寛解状態（薬物療法フリー）に持ち込める場合も多々ありますが，医療側には，多忙な中高年世代に対して早期からの注射療法を積極的に導入する説得力が必要となります．

TAKE HOME MESSAGE

- 2型糖尿病の治療は先手必勝．初期の（短期）積極的介入を阻む要因はわれわれ医療側にもないですか？
- 注射製剤であるGLP-1受容体作動薬の活用は2型糖尿病の臨床経過を変えることができます．

文　献
1） Yabe D, et al. European Medical Journal. 2015; **3**: 57-56
2） Action to Control Cardiovascular Risk in Diabetes Study Group. N Engl J Med. 2008; **358**: 2545-2559
3） The ADVANCE collaborative group. N Engl J Med. 2008; **358**: 2560-2572
4） Duckworth W, et al. N Engl J Med. 2009; **360**: 129-139
5） Holman RR, et al. N Engl J Med. 2008; **359**: 1577-1589
6） Marso SP, et al. N Engl J Med. 2016; **375**: 311-322

（浜野 久美子）

21 インスリンの出番

インスリン導入のタイミングと手法

結論から先に

- インスリン療法は糖尿病の薬物療法の最後の切り札として知られています．その一方で，この考え方がインスリン導入のタイミングを遅らせています．
- インスリンは患者自身の内因性インスリン分泌が低下してから始めるとなかなかうまくいきません．図1のように内因性インスリンは血糖に応じて適応可能ですが，注射したインスリンは一定の量で血糖値に関係なく効果を表します．

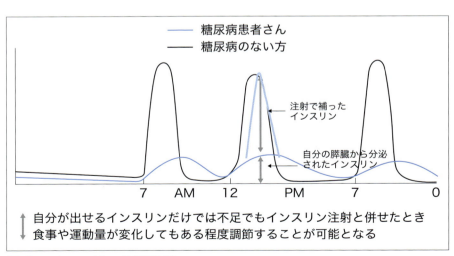

図1　インスリン分泌動態
インスリン注射は早く始めれば始めるほど安全で効果的な治療法となる！

- 単独では足りない内因性インスリンに下駄をはかせてあげるという感覚がインスリンの早期導入には必要でしょう．**"The earlier, the better"**，インスリン導入は早く始めれば始めるほど結果がついてくるのです．
- そのためには，できる限り入院に頼らずに外来でも始めることをお勧めします．若くて忙しい患者さんはそう簡単に入院できないからです．

具体的にどうする？

1 とにかく外来導入

- 糖尿病になっていくつかの経口薬を使ってもなかなかHbA1c値が8％を切らなくなりました．とはいえ，「インスリンが必要ですので来月入院して下さい」と言われても，なかなかすぐに「はい，分かりました」と答えられる方は少ないと思います．
- インスリン導入を入院に限ると極めて限られた患者さんしかインスリンという強力かつ有効な治療ツールの恩恵にあずかることができず，導入の時期も遅れてしまうということになります．

2 どんなインスリンで始めるか？

- 1日1回の基礎インスリン注射で開始します．時間帯はその患者さんにとって一番便利な時間，多くは朝食前や眠前でしょう．少量（3〜4単位）から開始して徐々に増やします．
- 急ぐことはありません．入院していると急がないと入院期間がどんどん延びてしまいますが，外来診療の場であればほとんど気にする必要はありません．
- とにかく安全第一です．基礎インスリンを増やしていく際の目標は，早朝空腹時血糖値の正常化です．
- 空腹時血糖値110 mg/dLを目標に来院の際にインスリンの2

～ 4 単位ずつの増量を指示します．110 mg/dL 程度になっても HbA1c 値の目標が達成されないときは GLP-1 受容体作動薬の上乗せや追加インスリンを 1 ～ 2 回足していくことになりますが，前述通り早期の導入の場合は，基礎インスリンの 1 回注射だけでも目標ラインの血糖コントロールを達成することが可能なことが多いです．
- 持効型溶解インスリンの中には最近バイオシミラーと呼ばれるいわば「後発品」が発売されています．先行品に比して効果は同等で薬価がかなり安くなっており「医療費の高い」といわれるインスリン療法にとっては朗報と言えるでしょう．
- 具体的な方法については筆者の著書を参考にしていただければ幸いです[1,2]．

筆者の経験から

インスリン導入を行うためには患者さんをどうやって説得しましょうか？

1 インスリンのネガティブキャンペーンはしない

- 「インスリン注射を始めたら一生止められない」「クセになる」「糖尿病の最終段階になる」「痛い」．これらの暗いイメージの原因は医療従事者の心ない発言が原因だったのではないでしょうか（**図2**）．
- インスリン治療が注射療法であることだけでも，あまりやりたくないと思うでしょう．そのうえ，患者さんはこれまで糖尿病の治療を受けていく過程，例えば食事療法がうまくいかなかった折に，主治医や管理栄養士などから「インスリン治療にならないように頑張りましょうね！」と背中を押されてきたのです．
- 頑張るのは良いですが，それがうまくいかなくてインスリン治

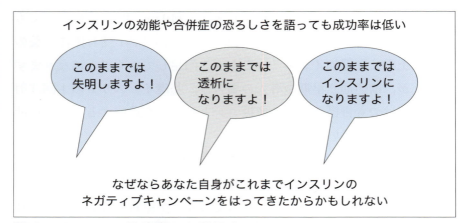

図2 インスリン治療導入を説得するには

療が必要となったとき，そこで「失明しないように頑張りましょう」「透析にならないように頑張りましょう」と言っても通用しません．なぜなら，「ならないように頑張ろう」と言われたインスリン治療になってしまったのですから，患者さんは失明や透析になるのと同列に感じているのではないでしょうか？当然，インスリン治療を受け入れてくれるわけがないのです．

- 普段から「インスリン治療にならないように」といった，まさにインスリン治療の"ネガティブキャンペーン"をやらないようにすることを心がけて下さい．

2 インスリン治療は一度始めると一生止められないのか？

- インスリン治療を始めると本当に一生止められないのでしょうか？
- 「インスリン治療を継続して良好な血糖コントロールが続いていれば，やがてインスリンを出す膵臓の細胞が息を吹き返し，飲み薬に戻すことも可能な場合があります」と言ってよく患者さんに説明していますが，本当に飲み薬に戻すことができるのでしょうか？

- 実際，あまり経口糖尿病治療薬を使用したことがない患者さんでは，コントロールが極めて悪いときにインスリン治療を行うと糖毒性が解除されて，きれいさっぱりインスリンも薬もいらなくなることがあります．しかし，長年スルホニル尿素（SU）薬を極量近く使用していた患者さんや，多剤併用でもコントロールがうまくいっていない患者さんでは，インスリン導入後，また飲み薬に戻すのは極めて困難な場合がほとんどです．
- しかしここでよく考えてみる必要があります．われわれ医師がインスリン治療を止めて薬に戻すことができると言うのは，インスリン治療で獲得できた良好な血糖コントロールを飲み薬のみの治療でも同じぐらいに再現できるケースを指してきました．
- 筆者は頭を切り替えて患者さんにこう説明するようにしてみました．

  患者「先生，インスリンを始めたら一生止められないんですよね？」

  筆者「いいえ，いつでもあなたが止めたいときに止められます」
  患者「でも止めたら，たいへんなことになるのではないですか？」
  筆者「いいえ，インスリンを止めたら今のあなたの状態に戻ります」

- インスリン治療を始めることで，それを止められない身体になってしまうのだけは勘弁してほしいというのが患者さんの本音です．ですので，「そのようなことはインスリン治療をしても決してありません」「インスリン治療を止めた場合，最悪でもインスリン治療を始める前の状態に戻るだけです」と説明し，例え血糖コントロールが元に戻ってしまっても安心して治療を受けることができることを伝えるようにしています．

3 インスリン治療を体験する

- インスリン治療を説得するのに一番効果的なのはやはりインスリン注射を実体験してもらうことでしょう[1,2]．百を語るより一を見る，経験することが重要というわけです．
- まず，主治医あるいはメディカルスタッフが自分の腹を見せて注射器を立てて見せてみましょう．採血の針に比べれば雲泥の差で，痛さは知れています．それでもダメならちょっと強引に患者さん本人に経験してもらいましょう．うまく承諾が得られてやってみれば，もう口説き落とせたも同然です．

TAKE HOME MESSAGE

インスリンを始めるときは，
- 迷わず外来で導入．急いでコントロールをつける必要はありません．早く始めることがインスリン治療を成功させる一番の秘訣です．
- 基礎インスリンの1回注射で開始し，徐々にステップアップしましょう．
- 嫌がる患者さんにはぜひとも体験してもらって説得しましょう．

文　献
1) 弘世貴久：続・これなら簡単今すぐできる外来インスリン導入，メディカルレビュー社，大阪，2009
2) 弘世貴久：もう迷わない！外来インスリン療法マスターブック，南江堂，東京，2013

（弘世 貴久）

22 専門医に頼みたくなるとき

専門医へのコンサルテーション

結論から先に
- 急性合併症（糖尿病性ケトアシドーシス，高血糖高浸透圧症候群），低血糖，感染，手術，妊娠（糖尿病合併妊娠，妊娠糖尿病），血糖コントロール増悪，教育，インスリン導入時は専門医にコンサルトしましょう．
- 1型糖尿病，2型糖尿病でインスリン依存の患者さん，合併症が進行した患者さんは最初から専門医にお任せが安心です．

はじめに
- わが国の糖尿病患者数は予備群を合わせると約 2,210 万人と推定されています[1]．しかし，糖尿病専門医は 5,360 人（2016 年 3 月）で，一般内科医が糖尿病診療にあたる機会は多いです．そのような中で，どんなときに，どんな患者さんを専門医が診療した方が良いのか，緊急度に応じてまとめました．

急性期の管理：緊急★★★すぐに！
当日（または翌日）コンサルト

1 急性合併症：糖尿病性ケトアシドーシス，高血糖高浸透圧症候群
- 1型糖尿病の発症時や，シックデイ，2型糖尿病でも清涼飲料

水多飲の際などに生じる糖尿病性ケトーシスや糖尿病性ケトアシドーシス（diabetic ketoacidosis：DKA），2型糖尿病患者での高血糖高浸透圧症候群（hyperglycemic hyperosmolar syndrome：HHS）など，急性合併症の際は，直ちに初期治療（生理食塩水点滴，インスリン静注）を開始し，同時に専門医のいる医療機関に搬送します．
- 意識障害を有する場合，DKA・HHSでは脳卒中，重症感染症など，他の意識障害を引き起こす疾患を併発している場合も多く，糖尿病専門医がいる総合病院への転送が必須です．
- 緩徐に進行し，長期間血糖コントロールが不良な患者さんでは，高血糖にも関わらず，口渇・多飲・多尿・体重減少など高血糖に由来する自覚症状が軽微な場合もあり，すぐに専門病院へ受診をと言っても多忙などを理由に拒否される方も少なからずいます．それでも，アシドーシスがある場合は早急な治療を強く勧める方が安全です．

[尿検査では尿ケトン陽性だけれども，アシドーシスか分からない]
- 血液ガス検査を施行できる病院は限られ，アシドーシスの有無が分からない場合でも，次のような徴候があればDKAである可能が高いです．
- **急速かつ高度の体重減少**：インスリンの作用不足による脂肪酸の分解亢進の表れであるため，体重減少が急速・かつ高度の方は，絶対的インスリン分泌の低下を伴い，アシドーシスをきたしていることが多くあります．高度の脱水や悪性腫瘍など他の消耗性疾患を合併している可能性もあります．
- **腹痛，悪心・嘔吐などの消化器症状の合併**：DKA時によく認められる所見であり，特に劇症1型糖尿病ではこれらを主訴に一般内科を受診することも多いため，注意を要します．
- **強い脱水所見**：体重減少に加え，DKAでは高度の脱水による

皮膚ツルゴール低下，口腔内の乾燥，頻脈などの他覚的な脱水所見を呈し，病状が進行すると傾眠傾向，低血圧，過呼吸，痙攣，ケトン臭を認めます．さらに進行すれば昏睡状態に陥り，Kussmaul大呼吸，体温の著しい低下などを起こすため，アシドーシスの有無は不明でも尿糖・尿ケトン陽性に加え，これらの所見を呈する場合は当日搬送が望ましいです．

2 （遷延する）低血糖

- SU薬や持効型インスリン過剰による低血糖症は，一度ブドウ糖投与により症状が改善しても，薬剤の作用が長時間にわたり遷延しやすいために，低血糖を繰り返すことがあります．
- **特に高齢者，腎機能障害患者**さんにおいてはその可能性が高く，入院しブドウ糖点滴などの対応が必要です．その後の薬剤調整も含めて，専門医への搬送が望ましいです．

3 重症感染症，緊急手術（併存疾患で緊急性）

- 糖尿病患者さんの重症感染症や緊急手術では，ストレスにより急激に耐糖能が悪化することもあり，それらのコントロールが併存疾患の治療に欠かせません．これまでの血糖コントロール，合併症の状態など，かかりつけ医から速やかな情報提供を行うことが非常に役立ちます．

4 糖尿病合併妊娠

- 1型・2型糖尿病患者さんでは胎児奇形を避けるためにも，妊娠判明前，着床後から，非妊娠時に比べて厳格な血糖コントロール（食前100 mg/dL，食後2時間120 mg/dL未満）が重要です．よって，血糖・合併症コントロール後の計画妊娠が望まれます．
- 非計画的に血糖コントロール不良のまま妊娠した場合や，妊娠を契機に初めて糖尿病と診断された場合，未治療であれば当日もしくは翌日には専門医を受診し，直ちにインスリン療法を開始します．

- 小児科・産婦人科・糖尿病専門医が在勤する総合病院が望ましいですが，地域によってはむずかしい場合，まずは受診可能な糖尿病専門医を探し，インスリン療法を行い，血糖値を低下させます．

急性期の管理：準・緊急★★ 数日以内にコンサルト

1 高血糖（未治療，もしくは急激な増悪）
- 未治療の患者さんの高血糖，もしくは治療中で安定していた患者さんで急激な増悪（おおむね，随時血糖で 250 〜 300 mg/dL，HbA1c 値 10 ％以上），さらに口渇・多飲・多尿・体重減少などの高血糖症状が出現した場合，尿ケトンが陰性でも専門医受診が望ましいです．
- 清涼飲料水摂取，脱水などのストレスにより容易に血糖が上昇し，DKA・HHS に進展する可能性もあるため，なるべく早期の受診を勧めます．

2 妊娠糖尿病
- 妊娠糖尿病患者さんで認める軽度の耐糖能異常でも，児の周産期合併症を増加させます．
- 中には見逃されていた 2 型糖尿病との鑑別が難しく，妊娠週数の増加に従い，予想外の高血糖をきたす症例もあります．特に，食後血糖 1 時間 140 mg/dL，2 時間 120 mg/dL 以上の患者さんでは治療が必要なため，早めの受診を勧めます．

急性期の管理：非緊急★ 急がない

1 待機的な手術
- がん専門病院，眼科，整形外科など単科の病院では，糖尿病専門医が不在で細やかなインスリンの調整ができないこともあり

ます．1型糖尿病などのインスリン依存状態の患者さんで絶食を伴うような手術は，なるべく糖尿病専門医がいる総合病院での治療が望まれます．その場合，あらかじめ診療情報を提供しておきます．

慢性期の管理：専門医にお任せ

1 1型糖尿病，インスリン依存状態の2型糖尿病
- 特に小児・ヤング糖尿病患者さんでは年齢・成長期の活動量に応じた食事量の設定，それに対応する十分なインスリン量の調整が必要です．さらにヤング糖尿病～妊娠可能年齢の女性の糖尿病患者さんでは，挙児希望があればもちろんですが，挙児希望がない場合でも，計画妊娠の重要性など，専門医による教育を行います．

2 進行した糖尿病合併症
- 網膜症（増殖網膜症以上），腎症（顕性蛋白尿，eGFR 30 mL/分/1.73 m^2 以下）など進行した糖尿病合併症を有する患者さんでは，多くの場合，高血圧，脂質異常症など他のリスク因子も有し，狭心症・心筋梗塞・脳梗塞・閉塞性動脈硬化症などの大血管症の割合も高くなります．眼科や腎臓内科，循環器科など各専門医との連携を図りながらの総合的な全身管理が必要となることが多いため，専門医による管理が安心です．
- 地域により専門医による治療が望めない場合，網膜症については『糖尿病眼手帳』[3]を利用し，眼底所見と血糖コントロールを内科医・眼科医がともに共有しながら治療に当たります．
- 腎症については，専任の医師，看護師（または保健師）および管理栄養士が食塩およびたんぱく制限などの食事指導，運動指導，その他生活習慣に関する個別指導を行うチーム医療による

介入（透析予防指導外来）を実施している病院もあり，通常はかかりつけ医で，数ヵ月に一度，専門外来でより積極的な指導を受けるといったことも効果的です．
- 網膜症がない場合，短期間に蛋白尿の増加を伴う場合，特に血尿を伴う例では腎炎など他の腎疾患の鑑別が必要であり，その際は腎臓専門医への依頼を考慮します．

慢性期の管理：ときどき・必要なときのみコンサルト

1 初回，教育時
- 何事も最初が肝心です．糖尿病診断時に病気を知り（糖尿病とは，糖尿病合併症とは），正しい食事・運動療法を身につけるため，また入院中のスクリーニング検査により併存疾患や合併症の有無を明らかにするため，初回の教育入院は有効です．
- 多くの病院では，教育のための入院プログラム（1泊2日〜1週間前後と内容は様々）を有しており，患者さんの時間的余裕や受け入れ先があるようであれば，積極的に入院を勧めます．

2 血糖コントロール増悪時，インスリン導入時
- 食事・運動療法の再確認，投薬の増量や変更を施行してもコントロールの改善を認めない場合（3ヵ月前後が目安），悪性腫瘍の除外，内因性のインスリン分泌の評価を行います．
- インスリン分泌能が低下している場合は，個々の症例にあったインスリン製剤・投与回数を決定し，インスリン自己注射・血糖自己測定の指導を行います．

3 併存疾患の治療中
- 併存疾患の治療が耐糖能に影響する場合（例えば，ステロイドの漸減・漸増時など），血糖値も変動するため，並行して糖尿病治療薬投与の調整も必要です．同一病院でカルテ（情報）を

共有し治療にあたる方が安心です．

具体的には？　どのように連携していくか？

- 地域によって，病診連携パスなど，大学病院・市立病院など，地域医療の中心的役割を担う総合病院と連携をとる制度があります．その場合，専用の用紙に必要な患者情報を記載し，電話・FAX・郵送などで診療予約をとることができます．
- 病院の地域連携室を経由し，専門外来へ予約を行うこともできます．その際，情報提供には日本糖尿病対策推進会議が作成した『診療情報提供書』[4]，日頃の管理状況は日本糖尿病協会発行の『糖尿病連携手帳』[5]などを活用し，患者さんの情報を双方で共有していくと良いでしょう[2]．

Take Home Message

以下の場合は直ちに(当日もしくは翌日)専門医にコンサルト!!
- 急性合併症：糖尿病性ケトアシドーシス（DKA），高血糖高浸透圧症候群（HHS）
- 遷延する低血糖：持効型インスリン・SU薬による低血糖で特に高齢者・腎機能障害合併例
- 糖尿病合併妊娠：1型・2型糖尿病で特に未治療
- 重症感染症，緊急手術

文　献
1）厚生労働省：平成19年国民健康・栄養調査報告 <http://www.mhlw.go.jp/bunya/kenkou/eiyou09/01.html>（2017/6）
2）日本糖尿病学会 編・著：糖尿病治療ガイド2016-2017，文光堂，東京，2016
3）日本糖尿病眼学会：糖尿病眼手帳について <http://www.jsod.jp/techo/index.html>（2017/6）
4）日本医師会：診療情報提供書 <http://www.med.or.jp/jma/diabetes/form/000465.html>（2017/6）
5）日本糖尿病協会：糖尿病連携手帳 <https://www.nittokyo.or.jp/modules/patient/index.php?content_id=29>（2017/6）

（長澤　薫）

23 肥満，肥満，肥満

肥満合併の2型糖尿病の治療方針

結論から先に

- 肥満，特に内臓脂肪型肥満は糖尿病発症と病態の進展・悪化を助長する重要因子ですので，まず減量を図ります．
- 耐糖能異常（IGT）や空腹時高血糖を伴う肥満者は2型糖尿病に移行しやすいです．日本人では軽度の肥満から糖代謝異常のリスクが高まり，世界に先駆けてメタボリックシンドロームの概念ができました．
- 減量によって高血糖，インスリン抵抗性，高血圧，脂質異常が総合的に改善することが少なくありません．
- 栄養バランスを考慮し，個々人にとって適切なエネルギー摂取量を設定することが重要です．いきなりBMI（body mass index）を22まで減らさなくても，現在の体重をたかだか3％減らすことで耐糖能や脂質，血圧の異常が総合的に改善する例が多いです．
- 生活習慣の改善と食事・運動療法の励行が不十分なままにインスリン，スルホニル尿素（SU）薬，グリニド薬を併用すると体重がいっそう増加しやすくなります．
- 肥満を合併する2型糖尿病患者さんでは，早食い，まとめ食い，菓子類や清涼飲料水の間食習慣による慢性的食後状態，ナイトイーター化（夜食習慣，就寝前3時間以内の食事習慣），動物

性脂肪やショ糖に対する嗜好の増強など，食習慣の異常を伴う場合が少なくありません．
- 運動・食事・行動変容療法を一定期間行っても明らかな肥満の改善が認められない場合，**内分泌性肥満**（甲状腺機能低下症，クッシング症候群，性腺機能低下症，成人成長ホルモン分泌不全症，多嚢胞性卵巣症候群，インスリノーマなど）**や薬剤性肥満が関与している可能性**があります．薬剤性肥満をきたしやすい薬剤として，SU薬（高用量の場合），チアゾリジン薬，三環系抗うつ薬，非定型精神病治療薬が挙げられます．

肥満を合併する2型糖尿病の診療方針の基本は？

- 二次性肥満の可能性を慎重に除外した上で生活環境や精神的要因などを聴取し，生活習慣改善を指導します．
- 一定期間の生活習慣改善指導にも関わらず高血糖の改善が十分に得られない場合に初めて薬物療法を考慮します．
- 肥満を放置したまま高血糖に対する薬物療法だけを行うと肥満が助長される場合があります．

具体的にどうする？

1 未病段階・糖尿病予備群に対するコンセンサスは？

- 米国 Diabetes Prevention Program（DPP）研究ではIGT症例に対して生活改善指導を強化して体重を5％減少させたところ，3年後には従来の介入群に対し糖尿病への移行を60％減少させました．サブアナリシスでは，体重1kgの減量により糖尿病への移行リスクが平均で16％減少しました[1]．
- 肥満を伴う血糖高値例（空腹時血糖 100 mg/dL 以上）や HbA1c 値 5.7％以上を示す例では積極的減量指導により糖尿病への移

行を防ぐことが期待できます．

2 肥満を合併する2型糖尿病に対する食事・運動療法の意義は？

- 食・運動習慣の改善，それに伴う減量が検査所見の改善とどのように関わっているかをビジュアルに示すことが，患者さんの動機づけに有用です[2]．
- 脂質異常症や高血圧症が加わると動脈硬化性疾患のリスクが一段と増加します．足関節上腕血圧比（ABI）や頸動脈エコー検査，負荷心電図などにより潜在する血管病リスクを定期的に評価することが有用です．
- 肥満者では初期段階では代償的なインスリン分泌の増加が生じ，膵β細胞量が増加しますが，高血糖状態が持続すると膵β細胞のアポトーシス（細胞自殺）が生じ，膵β細胞量は減少に転じます．**肥満を放置したまま薬物療法のみを行うことは病態を悪化させることにつながります**[3]．

肥満を合併する2型糖尿病に対する食事療法の指針は？

- リバウンドを防ぎ，長期的に安定した効果を上げるためには，運動・行動・心理療法を適切に組み合わせ，**個々の症例に応じたエネルギー摂取量と目標体重を定める個別化医療の実践が重要**です．
- インスリン抵抗性の軽減のためにはショ糖や果糖などの単純糖質や動物性脂肪，食塩の過剰摂取を改め，血糖上昇係数（glycemic index）の低い食物，水溶性食物繊維や難消化性多糖類（難消化性穀物），多価不飽和脂肪酸の摂取を促すことが重要です[4]．

肥満を合併する2型糖尿病に対する運動療法の指針は？

- 日常生活においても身体活動を高める工夫をしましょう．運動療法に際しては潜在的な心血管合併症の有無を事前に十分に把握し，突然死などのリスクを回避することが重要です．

肥満を合併する2型糖尿病に対する薬物療法の指針は？

- インスリン抵抗性改善作用を持ち，体重増加をきたしにくい薬物の選択を考慮します．
- α-グルコシダーゼ阻害薬やビグアナイド薬は体重増加をきたしにくく，血管合併症の予防にも有効です[5]．
- チアゾリジン薬にはインスリン抵抗性改善作用があり，2型糖尿病患者の心血管イベントの再発を抑制しますが，食事療法を実践できない症例では体脂肪量の増加をきたしやすくなります[3]．
- DPP-4阻害薬には体重増加に対する悪影響はありません．
- GLP-1受容体作動薬は高用量で肥満を改善する効果があり，海外では肥満を合併する2型糖尿病の治療薬として活用されています．
- SGLT2阻害薬では3kg前後の減量効果が期待され，単独投与では低血糖リスクも少ないため，肥満を合併する2型糖尿病に有用です．
- 肥満・過体重の2型糖尿病患者さんに対する薬物療法では，減量効果があるか体重増加をきたしにくい治療薬の選択が推奨されており，ビグアナイド薬の併用薬としてSGLT2阻害薬やGLP-1受容体作動薬が勧められています[3]．

肥満の是正が難しい患者との付き合い方は？
最近の知見からのヒント

- 短時間睡眠や睡眠の質の異常，夜更かし習慣など，生活リズムの乱れを見逃さないことが重要です．夜勤労働者やシフトワーカー，生活リズムが不規則な方にメタボリックシンドロームや肥満症を合併する2型糖尿病の頻度が高いことが注目されています．日内リズムを形成する時計遺伝子群を標的とした遺伝子操作マウスが食行動異常や肥満をきたすことが知られています．
- 高度肥満者の半数に，うつ，躁うつ，統合失調症，解離性障害，不安障害などが合併するため，精神科医や心理療法士との連携，心理的アプローチを加えることが有効です．高度肥満症の患者さんは現状認識能力が弱い，感受性に乏しい，問題の先送りや逃避的・固執的傾向などの心理的特性を有する場合が少なくありません[4]．

一般診療で行うべき隠れ肥満，メタボリックシンドローム対策

- メタボリックシンドロームは内臓脂肪の過剰な蓄積を発症基盤とし，インスリン抵抗性・高血糖，脂質異常（高トリグリセリド血症，低HDL-C血症），血圧上昇など，動脈硬化性疾患と2型糖尿病発症のリスク因子が個人に集積した病態です．
- 肥満症はBMIが25以上で，肥満に起因する健康障害（耐糖能障害，脂質異常症，高血圧，高尿酸血症・痛風，冠動脈疾患，脳梗塞，非アルコール性脂肪性肝疾患，月経異常，睡眠時無呼吸症候群，運動器疾患，肥満関連腎臓病）を1つ以上有するか，内臓脂肪の過剰蓄積がある状態です．内臓脂肪の過剰な蓄積を発症基盤とする疾患だけでなく，肥満に伴う多くの健康障害を含んでいます．

- 内臓脂肪の過剰蓄積を推定するウエスト周囲長は，男性 85 cm 以上，女性 90 cm 以上とされています（内臓脂肪面積 100 cm^2 以上）．
- 男性の場合，肥満症とメタボリックシンドロームはかなりオーバーラップしています．これに対して，女性の場合には内臓脂肪の過剰蓄積を伴わない肥満症の症例が多く，メタボリックシンドロームに該当しない肥満者が多く見られます．
- BMI 基準から見れば肥満でなくても（BMI が 25 未満），内臓脂肪が過剰に蓄積しており，様々な代謝血管リスクが重積しているハイリスク集団を見逃さないことが大切です．

Take Home Message

- 現在の肥満体重を 3% 減らすことで耐糖能や脂質，血圧の異常が総合的に改善する例が多いです．
- ガイドラインに固執し過ぎず，食事・運動・行動・心理療法を適切に組み合わせ，患者さんの実情に応じたエネルギー摂取量と目標体重を定める個別化診療が重要です．
- 肥満をもたらす別の疾患が併存する可能性や薬剤性肥満の可能性がないか，慎重に見極めましょう．
- BMI 基準から見れば肥満に該当しないメタボリックシンドロームも重要な診療対象です．

文献
1) Knowler WC, et al. N Engl J Med. 2002; **346**: 393-403
2) West DS, et al. Diabetes Care. 2007; **30**: 1081-1087
3) Van Gaal L, et al. Diabetes Care. 2015; **38**: 1161-1172
4) 益崎裕章ほか．日内会誌．2015; **104**: 748-762

5) UK Prospective Diabetes Study (UKPDS) Group. Lancet. 1998; **352**: 854-865
6) 日本肥満学会：肥満症診療ガイドライン 2016，ライフ・サイエンス出版，東京，2016

〔益崎 裕章〕

24 腎臓のアラームがなったら

腎機能が悪化してきた糖尿病患者の注意点

結論から先に
- 糖尿病患者さんにおける「腎臓のアラーム」は，微量アルブミン尿といえます．
- 糸球体濾過量（GFR）が低下していても，アルブミン尿が正常であれば腎の予後は比較的良好です．
- 発症した腎症の進展予防や緩解には，レニン・アンジオテンシン（RA）系阻害薬を中心とした降圧療法が重要です．
- 腎症進行予防に対するたんぱく質制限食のエビデンスは，いまだ不十分です．

具体的にどうする？
1 まずは糖尿病腎症の診断と病期分類から
- 糖尿病腎症の確定診断には，腎生検による組織診断が必要です．
- 実臨床では，アルブミン尿あるいは蛋白尿と推算糸球体濾過量（eGFR）による臨床診断と病期分類が行われています（**表1**）[1]．
- 以下のような場合には，腎生検を考慮する必要があります．
  ① アルブミン尿（蛋白尿）が軽度であるにも関わらず，中等度から高度の血尿が見られる
  ② 網膜症合併がないにも関わらず顕性アルブミン尿が見られる
- 特に高齢糖尿病患者さんでアルブミン尿や網膜症がないか軽度

表1 CKD重症度分類に当てはめた改訂糖尿病性腎症病期分類（糖尿病性腎症合同委員会, 2014）

原疾患	尿蛋白区分		A1	A2	A3
糖尿病	尿アルブミン/Cr比 (mg/g Cr)		正常	微量アルブミン尿	顕性アルブミン尿
			30未満	30〜299	300以上
GFR区分 (mL/分/1.73 m^2)	G1	≥90	第1期（腎症前期）	第2期（早期腎症期）	第3期（顕性腎症期）
	G2	60〜89			
	G3a	45〜59			
	G3b	30〜44			
	G4	15〜29	第4期（腎不全期）		
	G5	<15			
透析療法中			第5期（透析療法期）		

［文献1より作成］

にも関わらず，eGFRの低下が見られる場合には，腎硬化症が疑われます．

2 腎症病期別に注意すべき点

- **腎症前期**では，血糖管理によって**腎症の発症予防**に努めます．年に1〜2回はアルブミン尿と血清クレアチニン（Cr）を測定し（血清Cr，年齢，性別から糸球体濾過量を推算），早期腎症期（微量アルブミン尿）の発症を見逃さないようにします．
- **早期腎症期**では，**腎症進展予防**のために，血糖管理に加え，厳格な降圧療法が重要です．
  - 降圧薬の中では，アンジオテンシン受容体拮抗薬（ARB）あるいはアンジオテンシン変換酵素（ACE）阻害薬が第一選択となります．それでも降圧が不十分な場合は，カルシウ

ム拮抗薬または利尿薬を併用します．
　　・早期腎症期以降も定期的にアルブミン尿（蛋白尿）を測定し，降圧薬の治療効果の判定には，降圧効果のみならず，アルブミン尿減少効果を確認することが重要です．
- **顕性腎症期**では，GFR が低下し始めるため，横軸に経過時間（年単位），縦軸に eGFR をプロットし，その回帰直線の傾きから年間あたりの eGFR 低下率を算出することで，腎機能の推移を予測することや，治療効果を判定することが可能です．
- **腎不全期**では，①腎障害の進行抑制，②糖尿病および腎不全の合併症予防，および③将来の透析導入に対する準備と円滑な透析導入が，治療方針の 3 本柱となります（**表 2**）[2]．
　　・表 2 に示すような保存期腎不全の管理が可能であれば，糖尿病専門医が腎症患者さんを管理し，透析導入がそろそろ必要と考えられる時期に腎臓専門医に紹介することも可能です．
　　・これらが困難な場合には，顕性腎症期への進展，あるいは eGFR 30 mL/分/1.73 m^2 未満になった段階で，一度腎臓専門医にコンサルテーションし，以後どのように併診するかを相談すべきです．

3 糖尿病腎症に対する食事療法は？

- 糖尿病腎症を含めた慢性腎臓病（chronic kidney disease：CKD）に対しては，古くからたんぱく質制限食が推奨されてきました．
- その根拠となる糸球体過剰濾過仮説（Brenner，1982）では，高血糖や高たんぱく質摂取が糸球体過剰濾過をきたす結果，糸球体障害を加速するとされ，この仮説では特に糖尿病腎症でたんぱく質制限食が有用と考えられてきました．
- ただし糖尿病腎症に対するたんぱく質制限食の効果に関しては，これまで一定の見解が得られていません[3]．

表2 糖尿病性保存期腎不全の治療方針

1. **腎不全の進展を極力抑制する**
   1) 厳格な血圧管理（RA系阻害薬を中心とした降圧療法，食塩制限）
   2) たんぱく質制限食
   3) 経口吸着薬
   4) 腎不全を増悪させる危険因子の回避
      - 過度の運動
      - 脱水：過量の利尿薬，過度の食塩制限，嘔吐，下痢など
      - 薬剤：造影剤，非ステロイド性抗炎症薬，抗菌薬など
      - 心不全
      - 感染症
      - 高尿酸血症
      - 外科的手術

2. **糖尿病および慢性腎不全の合併症予防**
   1) 厳格な血糖管理
   2) 網膜症の管理：眼科医との密接な連携
   3) 動脈硬化性血管障害の診断と治療
   4) カリウム制限
   5) 代謝性アシドーシスの補正
   6) 腎性貧血に対するエリスロポエチン療法
   7) 骨ミネラル代謝異常の予防，対策
   8) 体液過剰の予防，治療
   9) 高尿酸血症の治療
   10) 脂質異常症の治療

3. **透析導入の準備**
   1) 適切な透析導入時期の判断
   2) バスキュラーアクセスの作製，手術以前からの利き腕と反対側での採血，静脈注射を避ける
   3) 透析療法（血液透析，腹膜透析）の選択
   4) 腎移植の適応判断

［文献2より作成］

- わが国で行われた，顕性腎症期の糖尿病患者を対象とした多施設共同研究では，通常たんぱく食群とたんぱく質制限食群の腎予後に差が認められませんでした．
- 食事療法の効果を無作為化比較試験で検証することは非常に困難です．

4 糖尿病腎症に選択する薬剤
[糖尿病治療薬]
- 高度腎機能障害を伴った2型糖尿病患者さんでは，糖尿病治療薬の選択が制約されています．
- 高度腎機能障害時には，経口薬ではスルホニル尿素（SU）薬，ビグアナイド薬，チアゾリジン薬，速効型インスリン分泌促進薬のナテグリニド，注射薬ではGLP-1受容体作動薬のエキセナチドが禁忌とされています．
- 最近上市されたSGLT2阻害薬は，腎糸球体を濾過されたブドウ糖の近位尿細管での再吸収を抑制し，尿への排泄を増加することで血糖を降下させるため，その作用機序から高度腎機能低下時には効果が期待できません．
- SGLT2阻害薬の効果を期待する上では，少なくともeGFR 45 mL/分/1.73 m^{2}以上が必要と考えられています．
- 以上より，高度腎機能障害を伴った2型糖尿病患者さんでは，DPP-4阻害薬を第一選択とし，それのみで効果が不十分な場合は速効型インスリン分泌促進薬のミチグリニドおよびレパグリニド，またはα-グルコシダーゼ阻害薬を併用，さらにはGLP-1受容体作動薬あるいはインスリンを使用することになります．
- 最近，DPP-4阻害薬やSGLT2阻害薬[4]の腎保護効果に関するエビデンスが示されましたが，実臨床での検証が必要です（後述の「こんな患者さんがいました」およびColumn参照）．

[降圧薬]

- 国内外のガイドラインでは，糖尿病を合併した高血圧治療における第一選択は，ACE 阻害薬あるいは ARB とされています．
- 腎症の合併がない糖尿病患者さんでは，ACE 阻害薬あるいは ARB の腎症発症予防あるいは心血管イベント予防に対するエビデンスがないことから，カルシウム拮抗薬を選択する余地も残されています[5]．
- 腎症を合併した糖尿病患者さんの降圧薬では，ACE 阻害薬あるいは ARB が第一選択薬となります．
- RA 系阻害薬間の併用，すなわち ACE 阻害薬と ARB の併用，ARB（または ACE 阻害薬）とアルドステロン拮抗薬の併用，さらには直接レニン阻害薬の併用は，腎保護効果が認められず，高カリウム血症のリスクを高めることなどから一般的に勧められていません．

個人的な経験で言えば

- 糖尿病腎症第 4 期（腎不全期）とは，尿中アルブミン排泄量に関わらず eGFR 30 mL/分/1.73 m^2 未満と定義されています．筆者の施設のデータでは，正常アルブミン尿患者 17,515 名中，eGFR 30 mL/分/1.73 m^2 未満の糖尿病患者は 32 名（0.18％）のみであり，極めてまれといえます．
- 腎症患者さんの降圧薬の選択に関して，ACE 阻害薬は ARB と比較し，降圧効果が弱い，主として咳などの副作用のため長期継続が困難，両者の腎保護に関するエビデンスはほぼ同等などの理由で，ARB を第一選択にしています．
- 腎症患者さんに対して，RA 系阻害薬間の併用により蛋白尿が明らかに減少し，血清カリウム値の制御が可能であれば，腎機

能低下速度の抑制効果を期待して，慎重に継続する場合もあります．
- アルドステロン拮抗薬やサイアザイド系利尿薬も蛋白尿減少効果が期待されるため，顕性腎症患者さんに対してARBに併用することもあります．

こんな患者さんがいました

DPP-4阻害薬のシタグリプチンを投与後，高度アルブミン尿が著明に減少した2型糖尿病患者さん

　患者さんは50歳の2型糖尿病男性で，グリメピリド1 mg（分2）およびメトホルミン1,500 mg（分3）を使用しても，HbA1c 10.0％と，血糖コントロールが不良でした．この患者さんはすでに顕性腎症（アルブミン尿2,742.5 mg/g Cr）を呈していましたが，eGFRは75.4 mL/分/1.73 m^{2}と維持されていました．血糖コントロールの目的で，シタグリプチンを25 mgから開始し100 mgまで増量しましたが，HbA1cの低下は不十分でした．ただしアルブミン尿が徐々に減少し，11ヵ月後には，シタグリプチン開始時の約1/10まで減少しました．この間eGFRはほぼ不変でした．

TAKE HOME MESSAGE

- 糖尿病患者さんでは，最低年1回アルブミン尿と血清Crを測定します．
- 微量アルブミン尿の時期を見逃さないようにしましょう．
- 顕性腎症期では，アルブミン尿（蛋白尿）の減少を意図した治療が重要です．

Column SGLT2阻害薬の腎保護効果/EMPA-REG OUTCOME[4]

- 心血管イベントリスクの高い2型糖尿病患者において，SGLT2阻害薬であるエンパグリフロジンが，心血管疾患死亡あるいはその発症を有意に抑制することが報告されました[6]．
- その続報として，以下の腎症に関連した転帰が39%減少したことが示されました（$p<0.001$）[4]．
  ①顕性腎症への進展（尿中アルブミンが300 mg/g Cr 以上に増加）
  ②血清 Cr の倍化かつ eGFR が 45 mL/分/1.73 m^2 以下に低下．
  ③腎代替療法の開始（透析療法，先行的腎移植）
  ④腎臓病による死亡
- 微量アルブミン尿の発症率には，プラセボと比較し差はありませんでした．
- エンパグリフロジンの開始直後に eGFR の急激な低下を認めたものの，約1年後以降はむしろプラセボに比べ腎機能低下が抑制されたことが注目されています．

文 献
1) 羽田勝計ほか．糖尿病．2014; **57**: 529-534
2) 馬場園哲也ほか．月刊糖尿病．2009; **1**: 90-97
3) 馬場園哲也ほか．糖尿合併．2015; **29**: 93-96
4) Wanner C, et al. N Engl J Med. 2016; **375**: 323-334
5) 馬場園哲也．Diabetes Frontier. 2015; **26**: 187-193
6) Zinman BZ, et al. N Engl J Med. 2015; **373**: 2117-2128

（馬場園 哲也）

25 糖尿病の眼

糖尿病患者によく見られる眼疾患

結論から先に

- 特に気をつけるべき眼の症状は，視力低下，飛蚊症，歪視症，変視症，複視，視野障害，眼痛などです．
- 「**網膜中心動脈閉塞症**」と「**閉塞隅角緑内障の緑内障発作**」は，発症後数時間以内に適切な治療を行わないと失明の危険性が高いため，片眼性に急激で著明な視力低下をきたした場合には，直ちに眼科専門医を受診して適切な検査や治療を受ける必要があります．
- 閉塞隅角緑内障の緑内障発作の場合には，視力低下以外に，眼の奥や後頭部の激しい痛み，悪心や嘔吐を伴う場合が多く見られます．
- 糖尿病網膜症患者さんの主な失明原因は，牽引性網膜剥離，硝子体出血，血管新生緑内障です．
- 糖尿病患者さんも非糖尿病患者さんと同様に，様々な眼疾患を発症する可能性があるため，糖尿病眼合併症以外の眼疾患の可能性も考慮して対応をすることが重要です．

具体的にどうする？

- 多くの患者さんは眼の自覚症状を具体的かつ的確に説明することが苦手です．例えば，患者さんが視力低下を訴えた場合，い

表1 糖尿病患者の眼の自覚症状と眼疾患

自覚症状	眼疾患
視力低下	白内障，黄斑浮腫，角膜障害，ぶどう膜炎，硝子体出血，網膜剥離
変視・歪視症	加齢黄斑変性，黄斑上膜，中心性漿液性脈絡網膜症，黄斑浮腫
視野障害	視神経疾患，緑内障，ぶどう膜炎，光凝固後，硝子体手術後，頭蓋内疾患，黄斑疾患
複視	動眼神経麻痺，外転神経麻痺，滑車神経麻痺，甲状腺眼症
飛蚊症	生理的飛蚊症，網膜裂孔，網膜剥離，硝子体出血，ぶどう膜炎
羞明	白内障，角膜障害，虹彩炎
瘙痒感	アレルギー性結膜炎

つ頃から，どちらの目が，どのように，どの程度，どんなときに見えにくいのか，問診する必要があります．
- 症状に応じて**表1**のような眼疾患が想定されますので，状況に応じて眼科受診を推奨することが重要です．

視力低下

- 眼科において最も重要な自覚症状は視力低下です．
- 「緊急性あり」と「緊急性なし」に分けて考えると，対応しやすいと思います．
- 緊急性ありというのは，早めに適切な治療を受けないと失明の危険性があるものや，視力予後に影響するもののことです．
- 緊急性なしというのは，視力低下は自覚していますが，適切な治療を受ければ視力予後に影響が少ないもののことです．
- 最も緊急性が高いのは，網膜中心動脈閉塞症です．網膜中心動脈閉塞症では突然視界が真っ暗になり見えなくなりますが，眼の痛みはありません．一刻も早く血流を再開させる必要があるので，直ちに眼科受診を勧めて下さい．

表2　片眼性の視力低下

眼の部位	眼疾患
角膜	角膜潰瘍，角膜浮腫，角膜上皮びらん，外傷
ぶどう膜	ぶどう膜炎，虹彩毛様体炎
緑内障	急性緑内障，血管新生緑内障，Posner-Schlossman 症候群
水晶体	白内障，水晶体脱臼，眼内レンズ落下
硝子体	硝子体出血，硝子体混濁
網膜	網膜静脈閉塞症，網膜細動脈瘤，網膜動脈閉塞症 糖尿病網膜症，糖尿病黄斑浮腫 黄斑変性 網膜剥離，黄斑円孔，中心性漿液性脈絡網膜症
眼窩内病変	視神経炎，視神経症 眼窩腫瘍，眼窩蜂窩織炎，甲状腺眼症

- もう1つ緊急性が高いのは，閉塞隅角緑内障の緑内障発作です．突然眼の強い痛みや視力低下（霞み）が起こり，頭痛，悪心・嘔吐などを伴い，早めに眼圧を下げる必要があります．
- 片眼性の視力低下の原因について，**表2**に眼の部位別に表記しました．片眼性のものも時間の経過とともに両眼性へと変化していくことがあります．
- 糖尿病患者さんでは罹病期間の延長とともに，血管壁や血液性状の変化をきたすため，ぶどう膜炎，虹彩毛様体炎，視神経炎などの炎症性疾患，網膜静脈閉塞症，網膜細動脈瘤，虚血性視神経症などの血管障害を認めることが多いです．

視力低下の頻度の高い原因

- 日常診療において，患者さんからの訴えの中で視力低下の原因として最も頻度の高いのが，眼鏡による屈折矯正が不十分な場合と，白内障の進行です．

- 糖尿病好発年齢である40歳以上になると，水晶体の硬化，毛様体筋の衰弱，瞳孔径の変化などに伴い老眼が進行し，調節力が低下します．近年，スマートフォンやパーソナルコンピューターの普及に伴い，さらに近見障害を訴える人が増加しています．
- 老眼を補う眼鏡としては，外出用に遠くから手元まで見える遠近両用レンズ，室内用に手元から5mくらいがよく見える中近レンズ，デスクワーク向けに手元から1mがよく見える近々レンズがあります．このように患者さんの用途やライフスタイルに応じて眼鏡を使い分けることが理想的です．
- 眼疾患以前の問題として，自分の眼の状態や用途に応じた眼鏡を装用しているかを確認することが推奨されます．

白内障患者への対応

- 白内障は糖尿病眼合併症の中で最も頻度の高い疾患ですが，60歳以上では加齢が原因の症例も多いため，両者の原因の区別はつきません．
- 水晶体混濁の進行に伴い，視力低下，羞明，グレア障害，単眼性複視，屈折異常などの症状を有してきます．
- デスクワークを行ったり，自動車運転免許を取得・更新するには0.7以上，読書には0.5以上の視力が必要なため，これらの数値を目安に手術の時期を決めることが多く見られます．
- 羞明は通常ではまぶしいと感じない程度の光をまぶしく感じることですが，白内障手術を受けてもまぶしさが改善しない場合には，遮光眼鏡の装用も対策の1つとなります．
- グレア障害は視野内にある明るい光源のため，見ている眼前の物体が見分けにくくなる現象で，屋外の強い太陽光や夜間の対向車のヘッドライトなどで見えにくくなります．

- 単眼複視は片眼で見ても複視があるという状態です．
- 白内障が進行すると眼底の視認性が低下して，眼底検査や眼底治療が困難となるため白内障手術を行う場合もあります．

飛蚊症

- 飛蚊症とは，何かモノを見ているときに，黒い虫のようなものが視界の中で動いて見える状態のことです．
- 飛蚊症が重要なのは，網膜剥離の代表的な症状だからです．
- 飛蚊症には生理的なものと病的なものがあります．
- 硝子体が液化・変性して，硝子体中に混濁が生じて見える飛蚊症が生理的なもので，飛蚊症の90％以上を占めます．
- 病的な飛蚊症の代表は，網膜裂孔，網膜剥離です．
- 硝子体の収縮により網膜が裂けて網膜裂孔が生じると，網膜の色素が硝子体中に飛散して，飛蚊症が生じます．
- そのまま放置していると，1日～1週間くらいで網膜が剥がれて網膜剥離になります．
- 網膜裂孔の多くは裂孔周囲を光凝固することにより網膜剥離への進行を予防することが可能ですが，網膜剥離が発症すると手術により網膜裂孔を閉鎖して網膜を復位させないと失明してしまいます．
- そのため，急に黒い虫が見えるようになったり，その数や大きさが変化した場合には，まず近くの眼科を受診し眼底検査を受け，網膜裂孔や網膜剥離の有無を確認することが重要です．
- 生理的飛蚊症の場合には，原則として保存的経過観察となります．すでに生理的飛蚊症の診断がついている場合でも，急に数が増えたりした場合には，新たに病的変化が発症している可能性があるので，早めに眼底検査を受けましょう．

視力低下，歪視症，変視症を訴えたら

- 近年，重症な増殖糖尿病網膜症の患者さんが減少し，黄斑浮腫，黄斑前膜，黄斑円孔，加齢黄斑変性，中心性漿液性脈絡網膜症などの黄斑疾患の頻度が増加してきています．
- これらの患者さんに共通する症状としては，視力低下，歪視症，変視症，中心暗点などが挙げられます．
- 歪視症や変視症というのは，線や物が歪んで見えたり，変形したり，小さく見えたりする症状のことです．
- 中心暗点は物を見ようとした中心が暗く見える症状です．
- 黄斑浮腫は黄斑部の細小血管の透過性亢進により，網膜内に血液成分が貯留した状態です．
- 黄斑浮腫の危険因子としては，高血糖，高血圧，脂質異常症，腎機能障害，貧血，インスリン抵抗改善薬の使用などが挙げられ，全身因子が病態に複雑に関与しています．
- 自覚症状だけでは他の黄斑疾患との鑑別が難しいため，視力低下，歪視症，変視症，中心暗点などの症状を訴えた場合には何らかの黄斑疾患を疑い，眼科に紹介することが重要になってきます．

眼球運動障害，複視

- 糖尿病患者さんに比較的多く見られる症状です．脳血管障害，特に脳動脈瘤による神経圧迫症状を早めに鑑別することが重要です．
- CT，MRA などを行い，早めの診断を行いましょう．頭蓋内疾患，眼窩内疾患，甲状腺眼症，重症筋無力症などの疾患を鑑別します．

- これらの疾患が否定された場合には，糖尿病に伴う神経障害の可能性が高いということになります．
- 動眼神経麻痺，外転神経麻痺，滑車神経麻痺の順に発症頻度は高いです．

TAKE HOME MESSAGE

・片眼性に急激で著明な視力低下をきたした場合には，直ちに眼科専門医を紹介して適切な治療を受ける必要があります．
・非糖尿病患者さんと同様に様々な眼疾患を発症する可能性があるため，糖尿病眼合併症以外の眼疾患の可能性も考慮して対応をすることが重要です．

（舩津 英陽）

26 ビリビリします

糖尿病神経障害の鑑別診断と治療

結論から先に
- 神経障害は最も早期から生じる合併症です．糖尿病の診断時点で病理学的変化はすでに始まっています．
- 最も頻度の高い対称性の感覚・自律神経障害の治療は，進行抑制と対症療法の2本立てです．
- 進行した神経障害による両足のしびれ・痛みに対しては対症療法が必要です．

糖尿病神経障害にはどんなタイプがあるか？
- 糖尿病神経障害には大きく分けて4つの病型があります．
  ① 高血糖性ニューロパチー
  ② 対称性多発ニューロパチー
  　1）感覚・自律神経障害
  　2）急性疼痛性ニューロパチー
  ③ 局所性および多巣性ニューロパチー（脳神経麻痺，神経叢障害など）
  ④ 混合型
- 感覚・自律神経に生じる対称性多発ニューロパチーは，すべての糖尿病患者さんにおいて必発ですが，その他の病型はまれです．そのため，本項では対称性の感覚・自律神経障害について，

主に扱います．

糖尿病神経障害はいつ始まるか？
- 耐糖能異常の段階で，表皮内の神経線維の密度がすでに低下していることが示されています．
- したがって，<u>糖尿病と診断された時点では潜在的な神経障害はすでに始まっています</u>．
- 一部の患者さんでは，この時点で痛みなどの自覚症状を感じることもあります．

どのように進行するか？
- 対称性の感覚・自律神経障害は長い神経の末端から始まり，徐々に近位部へと進行します．
- 一般的には，初期には自覚症状はなく，進行につれて，両足底の違和感（紙のはりついた感じなど），しびれ，痛みへと進行します．また範囲が両足底・先から近位へと徐々に広がります．
- 感覚神経障害の進行に遅れて，立ちくらみ，便秘，下痢，発汗異常，勃起障害，無緊張膀胱などの自律神経症状も明らかになります．運動神経も末期には障害されますが，筋力低下の自覚に至ることは通常ありません．

診断基準はどのように活用するか？
- 一般的に利用されている診断基準は，自覚症状・アキレス腱反射異常・振動覚低下の有無により構成されています（**表 1**）[1]．
- 糖尿病の診断時点で神経障害は潜在的に生じているため，この診断基準は神経障害の有無を判断するものではなく，一定以上の重症度の神経障害を有するか否かを判断するための基準とい

表1　糖尿病性多発神経障害の簡易診断基準

必須項目：以下の2項目を満たす
1. 糖尿病が存在する
2. 糖尿病性多発神経障害以外の末梢神経障害を否定しうる
条件項目：以下の3項目のうち2項目以上を満たす場合を"神経障害あり"とする
1. 糖尿病性多発神経障害に基づくと思われる自覚症状
2. 両側アキレス腱反射の低下または消失
3. 両側内踝の振動覚低下あるいは消失
注意事項
1. 糖尿病性多発神経障害に基づくと思われる自覚症状とは， 　1）両側性，2）足趾先および足底の「しびれ」「疼痛」「異常感覚」のうちいずれかの症状を訴える 　上記の2項目を満たす．上記の症状のみの場合および「冷感」のみの場合は含まれない
2. アキレス腱反射の検査は膝立位で確認する
3. 振動覚低下とはC128音叉にて10秒以下を目安とする
4. 高齢者においては老化による影響を十分考慮する
参考項目
以下の参考項目のいずれかを満たす場合は，条件項目を満たさなくても"神経障害あり"とする
1. 神経伝導検査で2つ以上の神経でそれぞれ1項目以上の検査項目（伝導速度，潜時，振幅）の明らかな異常を認める
2. 臨床症候上，明らかな糖尿病性自律神経障害がある．しかし，自律神経機能検査で異常を確認することが望ましい

［文献1より作成］

えます．

鑑別すべき疾患はあるか？

- 数年以上の糖尿病の経過を有する糖尿病患者さんに生じた**両足先や足底の違和感やしびれ**は，多くの場合，糖尿病に由来し，鑑別に難渋することは多くありません．
- 鑑別の要点は，神経障害の典型的な症状を把握し，**典型例と異**

- なる症状を認めた際には，糖尿病以外の疾患（頚・腰椎症，手根管症候群など）の合併を考え，整形外科医や神経内科医などの専門医への紹介を考慮します．
- 典型例の症状は両足のほぼ対称性のしびれです．しびれの範囲は多くの場合足首以遠に限局します．また両手のしびれも末期まで通常ありません．

治療はどのように行うか？

- 感覚・自律神経障害の治療は，**進行抑制と対症療法の大きく2つに分けて考えます**．血糖コントロールは神経障害の進行を抑制する可能性があります[2]．
- アルドース還元酵素阻害薬は進行抑制のための薬剤です．しびれ・痛みへの効果は期待できません．しかし，進行抑制への効果も，現時点のメタアナリシスでは示されていません[3]．
- ビタミン B_{12} も頻繁に使用されますが，神経障害の臨床的改善については疑問視されています[4]．一方，メトホルミンの長期服用により，ビタミン B_{12} が不足し，神経障害のリスクとなる可能性が指摘されています[5]．メトホルミン内服中の患者さんでは，ビタミン B_{12} を適宜モニタリングし，補充することで，神経障害の進行が抑制される可能性があります．

しびれ・痛みに対する対症療法はどのような患者に行うか？

- **進行期の強いしびれや痛みは対症療法が必要**です．治療介入の目安は，**しびれや痛みによる日常生活動作や QOL（quality of life）の障害**です．
- しびれ・痛みについて，**患者さんから相談されることは多くあ**りません．適切な問診が必要です．問診は年に1回程度を目安

に行います.
- 具体的には,睡眠への障害(寝つけない,痛みのために起きる),趣味や仕事への影響(楽しめない,集中できない),歩行への障害(痛くて歩けない)などについて聴きます.
- しびれ・痛みの程度をスコアにより評価するのも有用です.Numerical Rating Scale(NRS,数字評価尺度)は痛みの程度を0から10までの点数で評価するものです.痛みがない状態を0,想像できる最大の痛みを10と定義し,現在の痛みの程度を患者さん自身に評価してもらいます.NRSに基づく治療介入の目安は4〜5以上です.

しびれ,痛みの対症療法薬にはどのようなものがあるか？

- 対症療法薬の現在の第一選択は,プレガバリン,デュロキセチンです.
- プレガバリンは,導入初期に眠気やふらつきの副作用の頻度が比較的高いため,少量から開始し,漸増します.添付文書の用法・用量では1日150 mg(75 mgを朝夕)での開始が規定されていますが,年齢・体格に応じて1日25〜75 mgでの開始も検討します.高度腎機能障害でも,減量により使用できることが特徴です.
- デュロキセチンも,導入初期に悪心や眠気が生じることがあります.1日20〜30 mgから開始し,必要に応じて漸増します.導入初期に2〜4週程度,モサプリド,ドンペリドンを併用することで,悪心によるドロップアウトが減らせる可能性があります.高度腎機能障害での使用は禁忌です.

専門医への紹介が必要になるのはどんなときか？

- 専門医への紹介が必要になるのは，診断が問題となるとき，しびれ・疼痛コントロールがうまく行かないときなどです．
- しびれ・疼痛のマネジメントが困難な場合は，神経内科専門医の介入により改善が得られる可能性があります．
- 自律神経障害に基づく起立性低血圧や消化管運動障害などは専門医でもコントロールに難渋することが多く，現時点では十分な改善が難しい症状であるといえます．

Take Home Message

- 糖尿病では感覚・自律神経の対称性多発ニューロパチーは必発です．
- しびれ・痛みの有無や程度について，年に一度は問診し，適切に治療しましょう．

文　献
1) 糖尿病性神経障害を考える会．末梢神経．2001; **12**: 225-227
2) Callaghan BC, et al. Cochrane Database Syst Rev. 2012;（6）: CD007543
3) Chalk C, et al. Cochrane Database Syst Rev. 2007;（4）: CD004572
4) Jayabalan B, et al. Singapore Med J. 2016; **57**: 55-59
5) Singh AK, et al. J Postgrad Med. 2013; **59**: 253-257

〈三澤 園子〉

27 動脈硬化はこう診る：特に脂質をどうするか？

糖尿病大血管症の予防と治療

結論から先に

- メタボリックシンドロームのある糖尿病は動脈硬化ハイリスクです．メタボリックシンドロームの因子，特に脂質，血糖，血圧の管理をしっかりと行いましょう．
- 実は動脈硬化ハイリスクな遺伝性疾患が隠れているかも．家族性高コレステロール血症（FH）を見逃さないようにしましょう．
- 高トリグリセリド（TG）血症もやはり動脈硬化のリスクです．
- 薬物療法だけでなく，食事指導，節酒と禁煙もしっかり行いましょう．ケースバイケースの試行錯誤が大切です．
- 難しいケースは，脂質異常症外来に相談しましょう．

具体的にどうする？

- **メタボリックシンドロームの因子（脂質，血糖，血圧）をしっかり管理します．**
- 定期的に**動脈硬化サロゲートマーカー**〔脈波検査，頚動脈エコー，血管内皮機能検査［flow mediated dilation（FMD）など］〕を検査します．糖尿病の場合，無症候性も多く，定期検査を行いましょう．
- **血糖**：低血糖にならない良質な血糖コントロールを行います．
- **脂質**：生活指導，薬物療法をバランス良く行います．基本的に

はガイドライン[6]に従い，同時に鑑別も忘れないようにしましょう（後述）．

脂質の治療

- **生活指導**：転居，異動，結婚など人生の転機が契機になることも多々あります．良好なコミュニケーションをとりながら聴きとりましょう．
- **食事指導**：一人ひとり効き目や反応が違います．コレステロール制限，脂肪制限，炭水化物制限，アルコール制限など，ケースバイケースでの工夫が大切です．

> **例えばこんな患者さん**
>
> 30歳代男性，健診で例年LDL-C（LDLコレステロール）130 mg/dL前後でしたが，今年はLDL-C 190 mg/dL台でした．そういえば，半年前に会社の近くにおいしい豚骨ラーメン屋ができて，週3～4回食べに行っているとのこと．ラーメンの食べ方指導で，LDL-C 130 mg/dL台にまで改善しました．

- **節酒**：中性脂肪が高いときには特に大切です．久里浜医療センターの『酒類のドリンク換算表』[7]などを活用し，実際の飲酒量を患者さんと一緒に計算しましょう．多量飲酒の場合は，久里浜式アルコール症スクリーニングテスト（KAST）も有用です．教育入院も有効です．

> **例えばこんな患者さん**
>
> 47歳男性，長年多量の飲酒があり（エタノール94 g/日×週5日×29年），高TG血症（過去最高TG 3,361 mg/dL）のほか，糖尿病，高血圧，高尿酸血症のため8剤内服していて，薬が増えることにも悩んでいました．約2週間の教育入院ですべての数値が大幅に改善し，「健康的な生活がよく分かった」との実感を得ました．

退院後も現在に至るまで食事療法を遵守，現在内服1剤［アンジオテンシンⅡ受容体拮抗薬（ARB）］だけでコントロール中です．
・あきらめず（患者さんだけでなく医師も！），食事，運動，節酒，禁煙の基本を忘れないようにしましょう．教育入院も効果的に活用し，地道な努力のサポートを行います．

● **薬物療法**：生活指導をしても脂質の数値が良くならないときは，「脂質異常症の治療薬を始めましょう」となりがちですが，糖尿病の治療薬で脂質異常症を治療できる可能性を忘れないようにしましょう．

例えばこんな患者さん

50歳男性．糖尿病に加え，脂質異常症，高血圧，肥満，肝機能障害を合併していました．糖尿病治療薬3剤（ビグアナイド薬，α-グルコシダーゼ阻害薬，DPP-4阻害薬）を含む5剤内服してもHbA1c値10.5％と悪化し，空腹時血糖323 mg/dL，空腹時インスリン87 microU/mLとインスリン抵抗性は著明でした．高TG血症（293 mg/dL），肝酵素上昇（ALT 122 U/L）もありました．ピオグリタゾン15 mgを追加したところ，4ヵ月後には，HbA1c値6.2％，TG 129 mg/dL，ALT 25 U/Lとすべてが著しく改善しました．

・薬物療法も，メカニズムを考えながら，ケースバイケースでの工夫が大切です．

脂質異常症の鑑別診断

● 原発性脂質異常症や二次性脂質異常症（甲状腺機能低下症などの内分泌疾患，原発性胆汁性胆管炎，自己免疫性疾患，薬剤性など）は，油断していると糖尿病性脂質異常症の中に隠れています．教科書的な脂質異常症の表現型分類[8]が便利です．

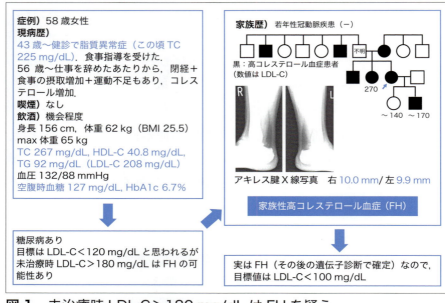

図1 未治療時 LDL-C＞180 mg/dL は FH を疑う
TC：総コレステロール

- 要約すると，
  - LDL-C＞180 mg/dL ではⅡ型を疑い，家族性高コレステロール血症（familial hypercholesterolemia：FH）ヘテロを鑑別．
  - TG，コレステロールともに高値（350〜500 mg/dL 以上）ではⅢ型を疑う．
  - TG＞1,000 mg/dL ではⅠ・Ⅴ型を疑う．

  これらのケースは，動脈硬化や急性膵炎（特に TG＞1,000 mg/dL）のハイリスクとなるため，難しいケースは脂質異常症外来に相談しましょう．
- 特に，**LDL-C＞180 mg/dL なら FH ヘテロを疑い，アキレス腱 X 線写真**を撮ります（**図1**）．

- FHヘテロは，①LDL-C＞180 mg/dL，②腱黄色腫（アキレス腱X線写真なら9 mm以上で陽性），③若年性冠動脈疾患の家族歴，の3項目中2項目陽性で診断されます[9]．
- 「糖尿病患者の心血管イベント一次予防 → LDL-C＜120 mg/dL → とりあえずスタチン」はダメ！FHの鑑別が大切です（**図1**）．
- もしFHなら，治療の目標値が変わります．FHならLDL-C＜100 mg/dLを目指します．
- （糖尿病の場合のLDL-C目標値）−（FHの場合のLDL-C目標値）＝20 mg/dLですが，20 mg/dLの違いはわずかではありません．

考え方が変わってきた！ この臨床研究がブレイクスルー

1 LDL-Cと動脈硬化：20 mg/dLの差はわずかではない！

- LDL-C 20 mg/dLの差は，長期的に見ればわずかではないことが分かってきました．*NPC1L1*（エゼチミブの標的）や*PCSK9*の遺伝子異常で，LDL-Cがそれぞれ約10 mg/dL，約40 mg/dL低い方は，心血管（CAD）リスクがそれぞれ約50％，約90％低いことが分かっています[1,2]．スタチンによる介入試験の場合は，5年以下の治療でLDL-Cを40 mg/dL下げてもCADリスクは約40％減低減に留まることを考えると，遺伝子異常のような長期間のLDL-C値の変化は，ひときわ影響が大きいことが分かります．
- **FHの鑑別と，早期からの管理目標値以下のしっかりした治療**が大切です．
- "the lower, the earlier, the better"です．
- LDL-Cだけでなく，**TGの治療も大切**です．日本の糖尿病患者において，TGはLDL-Cに勝るとも劣らぬリスク因子です[3]．

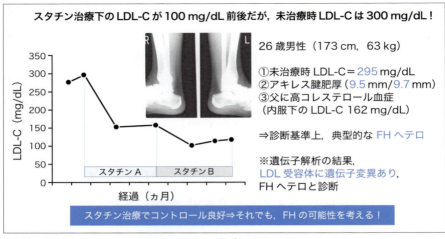

図2 スタチンによる隠れFHに注意

Column 家族性高コレステロール血症（FH）を見逃さない！

- FHは最も頻度の高い遺伝病です．昔の教科書的には500人に1人ですが，最近はもっと頻度が高い（約200〜250人に1人）と言われています．
- したがって，脂質異常症患者さんの中でのFHの頻度はもっと高くなります．
- スタチン治療ですでに良好にコントロールされていると，疑わないとFHを見逃してしまいます（**スタチンによる隠れFH；図2**）．
- 糖尿病患者さんはスタチン治療されていることが多く，特にFHを見逃しがちです．
- FHと分かったら，当然ですがご家族の診断・治療も大切です．正しい診断は，患者さん本人にもご家族にも大きなメリットです．
- ハイリスク症例には，新たな治療薬［*PCSK9*の阻害薬（エボロクマブとアリロクマブ）］が使えるようになりました．診断や治療の困難なケースは，脂質異常症外来にぜひご相談下さい．

2 TG と動脈硬化：動脈硬化惹起性高 TG 血症の原因遺伝子から

- 高 TG 血症は動脈硬化のリスクであると言われてきましたが，TG そのものがリスクなのか，それとも TG と関連することの多い HDL-C，肥満，メタボリックシンドロームがリスクで TG は単なるマーカーなのか，分かっていませんでした．
- 最近の遺伝疫学研究の結果から，TG 代謝に関係する遺伝子（*apoA5*, *angptl4* など）に変異があると，高 TG 血症をきたすと同時に動脈硬化のリスクともなることが分かり，TG 代謝異常は動脈硬化リスクとなることが明らかとなってきています[4]．
- *LPL* の遺伝子治療，*apoC3* のアンチセンス核酸医薬，angptl4 抗体など新たな治療の試みもあり，動脈硬化惹起性高 TG 血症の新たな治療法になる可能性が期待されています[5]．
- 高 TG 血症の薬物療法：現時点では，フィブラート系薬や脂肪酸製剤に，やや限定的ではありますがエビデンスがあります．
- 高 TG 血症＋低 HDL-C 血症は，動脈硬化惹起性の高い LDL である small, dense LDL の増加を伴うことが多く，これら 3 つを併せて**動脈硬化惹起性脂質異常症**（atherogenic lipid triad）と呼びます．高 TG 血症＋低 HDL-C 血症を伴うケースでは TG の積極的な治療を行います．
- フィブラート系薬やエイコサペンタエン酸（EPA）は，特に「高 TG 血症＋ HDL-C 低下」を伴うケースで有効と考えられています（サブグループ解析のためエビデンスレベルは高くないですが多くの報告があります）．
- small, dense LDL の指標としては，apoB/LDL-C 値（＞1.0），ポリアクリルアミドゲル電気泳動［PAGE；LDL 粒子の相対移動度（migration index：MI）が 0.40 以上］が参考となります．
- 他に，レムナント様リポ蛋白コレステロール（RLP-C），リポ蛋白（Lp）（a），EPA/アラキドン酸（AA）比などの検査が，

動脈硬化リスクの判定の参考となります．

> **TAKE HOME MESSAGE**
>
> - 糖尿病＋メタボリックシンドロームは動脈硬化のハイリスクです．メタボリックシンドロームの管理と定期検査を行いましょう．
> - LDL-C：下げるだけでなく，鑑別診断を忘れずに（家族性高コレステロール血症を見逃さない）．
> - TG：動脈硬化惹起性脂質異常症のパターンに注意しましょう．
> - 生活指導，薬物療法はケースバイケースでの工夫を心がけましょう．
> - 難しいケースや原発性脂質異常症のケースは，脂質異常症外来にご相談下さい．

文　献

1) Stitziel NO, et al. N Engl J Med. 2014; **371**: 2072-2082
2) Cohen JC, et al. N Engl J Med. 2006; **354**: 1264-1272
3) Sone H, et al. J Clin Endocrinol Metab. 2011; **96**: 3448-3456
4) Do R, et al. Nature. 2015; **518**: 102-106
5) Gaudet D, et al. N Engl J Med. 2014; **371**: 2200-2206
6) 日本動脈硬化学会：動脈硬化性疾患予防ガイドライン 2017 年版，日本動脈硬化学会，東京，2017
7) 久里浜医療センター：酒類のドリンク換算表 <http://www.kurihama-med.jp/info_box/al_4_4_5.pdf>（2017/6）
8) 日本動脈硬化学会：動脈硬化性疾患予防のための脂質異常症治療ガイド 2013 年版，日本動脈硬化学会，東京，2013
9) 日本動脈硬化学会：動脈硬化性疾患予防のための脂質異常症治療のエッセンス <http://www.j-athero.org/publications/pdf/essence2013.pdf>（2017/6）

〈岡﨑 啓明〉

28 高齢という意味

高齢糖尿病患者を診る際の注意点

結論から先に
- 高齢糖尿病患者さんを診る上で注意すべき点は認知機能と日常生活動作（ADL）です．
- 特に低血糖が認識できるかどうかは，糖尿病罹病期間や低血糖の頻度が影響します．できるだけ低血糖になりにくい薬物療法を考えて治療薬を選択しなければなりません．

高齢糖尿病患者の血糖コントロール目標は？
- 熊本宣言の「血糖コントロール目標」は，高齢糖尿病患者さんに対し注意書きという形で参考にするポイントを提起しています．これらの記載は若干曖昧で，実臨床では医師個々の判断に任されました．
- しかし，2016年5月に日本糖尿病学会で発表された新たな血糖コントロール目標は65歳以上という年齢を正確に示し，認知機能とADLで評価することを必須としました．また，HbA1c値の下限を示すことから，より低血糖のリスクに真摯に対応した実践的な目標になっています（図1）[1]．
- HbA1c値下限が示されている対象となるのは，インスリン，スルホニル尿素（SU）薬，グリニド薬など，低血糖を起こしやすい薬剤を使用している高齢糖尿病患者さんですが，罹病期

熊本宣言による血糖コントロール目標（高齢者に関する点を抜粋） 2014年

- 治療目標は年齢，罹病期間，低血糖の危険性，サポート体制などを考慮して個別に設定する．
- 治療強化が困難な場合，低血糖などの副作用，その他の理由で治療の強化が難しい場合の目標として HbA1c 8.0%未満を設定する．

高齢者糖尿病の血糖コントロール目標 2016年

- 治療強化が困難な場合→重症低血糖が危惧される薬剤を使用する場合を言及
- 年齢を考慮し→年齢を65歳以上75歳未満，75歳以上に分類
- その他の理由で治療強化が難しい→認知機能とADLを具体的に評価する必要性
- 新たに「HbA1c下限」を設定

患者の特徴・健康状態注1)		カテゴリーⅠ ①認知機能正常 かつ ②ADL自立	カテゴリーⅡ ①軽度認知障害～軽度認知症 または ②手段的ADL低下，基本的ADL自立	カテゴリーⅢ ①中等度以上の認知症 または ②基本的ADL低下 または ③多くの併存疾患や機能障害
重症低血糖が危惧される薬剤（インスリン製剤，SU薬，グリニド薬など）の使用	なし 注2)	7.0%未満	7.0%未満	8.0%未満
	あり 注3)	65歳以上 75歳未満 7.5%未満 （下限6.5%） / 75歳以上 8.0%未満 （下限7.0%）	8.0%未満（下限7.0%）	8.5%未満（下限7.5%）

治療目標は，年齢，罹病期間，低血糖の危険性，サポート体制などに加え，高齢者では認知機能や基本的ADL，手段的ADL，併存疾患なども考慮して個別に設定する．ただし，加齢に伴って重症低血糖の危険性が高くなることに十分注意する．

注1）認知機能や基本的ADL（着衣，移動，入浴，トイレの使用など），手段的ADL（IADL：買い物，食事の準備，服薬管理，金銭管理など）の評価に関しては，日本老年医学会のホームページ（http://www.jpn-geriat-soc.or.jp/）を参照する．エンドオブライフの状態では，著しい高血糖を防止し，それに伴う脱水や急性合併症を予防する治療を優先する．

注2）高齢者糖尿病においても，合併症予防のための目標は7.0%未満である．ただし，適切な食事療法や運動療法だけで達成可能な場合，または薬物療法の副作用なく達成可能な場合の目標を6.0%未満，治療の強化が難しい場合の目標を8.0%未満とする．下限を設けない．カテゴリーⅢに該当する状態で，多剤併用による有害作用が懸念される場合や，重篤な併存疾患を有し，社会的サポートが乏しい場合などには，8.5%未満を目標とすることも許容される．

注3）糖尿病罹病期間も考慮し，合併症発症・進展阻止が優先される場合には，重症低血糖を予防する対策を講じつつ，個々の高齢者ごとに個別の目標や下限を設定してもよい．65歳未満からこれらの薬剤を用いて治療中であり，かつ血糖コントロール状態が図の目標や下限を下回る場合には，基本的に現状を維持するが，重症低血糖に十分注意する．グリニド薬は，種類・使用量・血糖値等を勘案し，重症低血糖が危惧されない薬剤に分類される場合もある．

【重要な注意事項】
糖尿病治療薬の使用にあたっては，日本老年医学会編「高齢者の安全な薬物療法ガイドライン」を参照すること．薬剤使用時には多剤併用を避け，副作用の出現に十分に注意する．

図1　日本糖尿病学会の示す高齢糖尿病患者の血糖コントロール目標
［下の図は日本糖尿病学会（編・著），高齢者糖尿病の治療向上のための日本糖尿病学会と日本老年医学会の合同委員会：糖尿病治療ガイド2016-2017，文光堂，東京，p98，2016より許諾を得て転載］

間も長くなりますと，診断時より SU 薬を使用されていたケースや，インスリン分泌能が低下し，SU 薬やインスリン注射がコントロールには不可欠なケースも多いようです．
- 低血糖を起こしやすい薬剤を使用する高齢糖尿病患者さんで認知機能も ADL も異常がない場合でも，HbA1c 値に下限が設定されていることは患者さんにとって福音です．真面目な患者さんの中には HbA1c 値 6％未満を目標にする方もいて，過度に食事を節制する危険もあります．日本糖尿病学会が高齢糖尿病患者さんの一部のケースに HbA1c 目標値に下限を設けたことは，過剰な治療をしないことを多くの実地医家の方に理解してもらい，重症低血糖や夜間低血糖を回避する意義があります．
- 一方で，例えば 65 歳になったからといって，認知機能や ADL にまったく問題ない場合，少量の SU 薬を使用しているからといって，HbA1c 値をいきなり 6.5％以上にしなければならないということはありません．患者さんのこれまでの努力を無視するような対応は信頼関係に水を差すだけでなく，その後の治療にも影響を及ぼしますので，常に患者さんの気持ちに配慮しながら「寛容な目標値」を決める対応が求められます．

認知機能障害と低血糖について

- 高齢糖尿病患者さんで認知機能が問題になることは，久山町研究における調査で報告されました[2]．これまで高齢糖尿病患者さんの認知症は脳動脈硬化，脳梗塞による血管性認知症が主と考えられていた常識を覆し，アルツハイマー病が糖尿病と関連すること[1]，そしてインスリン抵抗性による認知機能障害のメカニズムも報告されました[3]．
- 一方で the Action to Control Cardiovascular Risk in Diabetes

（ACCORD）試験では，急激かつ厳格な治療により誘発される低血糖や大きな血糖変動が糖尿病患者さんの生命予後に影響する可能性も指摘され[4]，この頃から糖尿病の厳格な治療，特に高齢者に対する医療者の目標意識が大きな転換を迎えました．これまで，低血糖は良好な血糖コントロールに必発する現象であり，低血糖を起こすことが改善の徴候とも考えられていましたが，この研究を機に，低血糖が起こったら治療スタイルを見直さなければならないという考え方にシフトしたのです．

- また，重症低血糖が認知機能に関連することが複数の臨床研究で明らかにされ，高血糖のみでなく低血糖も認知機能に影響を与えることが複数の報告で解明されています[5]．特に重症低血糖の起因と考えられる無自覚低血糖（impaired awareness of hypoglycemia）は低血糖の頻度が多くなるほど，糖尿病の罹病期間が長くなるほど発症する確率が高いことも知られています．筆者らは病院外来に通院する impaired awareness of hypoglycemia に該当する患者さんで，Mini-Mental State Examination（MMSE）の遅延再生機能が低下する確率が高いことを報告しました[6]．遅延再生機能の低下はアルツハイマー病患者さんで特徴的な所見ですから，糖尿病患者さんの認知症発症を止める目的で低血糖防止は大変重要です．

ADL を維持するための運動も大切

- 高齢糖尿病患者さんの運動療法は年齢で是非を判断できません．80歳代でもマラソンをしたり，ジムに通われる方もいれば，60歳代でも独居で足腰が弱ってしまった患者さんもいます．一概に65歳以上でくくるのではなく，診療中に感じられる精神的・肉体的な年齢を医療者が感じ取り，実年齢に関わらず個

別にどのように運動療法を指導していくかが重要です．
- また，運動療法の目的は血糖コントロールにあるか，減量にあるか，または ADL 維持，サルコペニア予防にあるかなど，目的ごとに異なる指導をします．
- 気をつけることは，神経・腎・視覚障害などの合併症の有無，狭心症や脳血管障害などの有無，低血糖のリスクに関してです．画像診断や生理検査はもちろんのこと，突発的な脳神経症状，胸痛，視覚障害や低血糖時の対処法も前もって指導した上で患者さんに運動の処方箋を交付しましょう．

日本老年医学会からの薬物療法に対する注意喚起

- 日本老年医学会から『高齢者の安全な薬物療法ガイドライン 2015』[7] が発表され，メディアにも大きく取り上げられました．高齢糖尿病患者さんでも安全に使える薬が各疾患に分類しリストアップされ，糖尿病治療薬に関しても調べられました（**表1**）．その結果，大半の薬がリスクを指摘され，安心して使用できる糖尿病治療薬は DPP-4 阻害薬，GLP-1 受容体作動薬のインクレチン関連薬のみでした．もちろん，その他の薬剤がすべて使えないということではなく，個々の症例の病態や特徴を鑑み，リスクを配慮の上で使用できます．
- SU 薬ではグリベンクラミドを新規投与することは避けるべきですが，グリクラジドやグリメピリドはコントロールのため止むを得ず使用を続ける例があります．そんな場合も，それぞれグリクラジド 40 mg/ 日，グリメピリド 2 mg/ 日以下にまで減量することが望ましいと考えます．一方，新規に投与するケースではそれぞれグリクラジド 20 mg/ 日，グリメピリド 0.5 mg/ 日の製剤があり，少量から開始できます．

表1　特に慎重な投与を要する薬物のリスト―糖尿病薬

薬物（クラスまたは一般名）	代表的な一般名（すべて該当の場合は無記載）	主な副作用・理由	推奨される使用法	エビデンスの質と推奨度
スルホニル尿素（SU）薬	クロルプロパミド，アセトヘキサミド，グリベンクラミド，グリメピリド	低血糖とそれが遷延するリスク	可能であれば使用を控える．代替薬としてDPP-4阻害薬を考慮	エビデンスの質：中　推奨度：強
ビグアナイド薬	ブホルミン，メトホルミン	低血糖，乳酸アシドーシス，下痢	可能であれば使用を控える．高齢者に対して，メトホルミン以外は禁忌	エビデンスの質：低　推奨度：弱
チアゾリジン薬	ピオグリタゾン	骨粗鬆症・骨折（女性），心不全	心不全患者，心不全既往者には使用しない．高齢者では，少量から開始し，慎重に投与する	エビデンスの質：高　推奨度　強
α-グルコシダーゼ阻害薬	アカルボース，ボグリボース，ミグリトール	下痢，便秘，放屁，腹満感	腸閉塞などの重篤な副作用に注意する	エビデンスの質：中　推奨度：弱
SGLT2阻害薬	すべてのSGLT2阻害薬	重症低血糖，脱水，尿路・性器感染症のリスク	可能な限り使用せず，使用する場合は慎重に投与する	エビデンスの質：低　推奨度：強
スライディングスケールによるインスリン投与	すべてのインスリン製剤	低血糖のリスクが高い	高血糖性昏睡を含む急性病態を除き，可能な限り使用を控える	エビデンスの質：中　推奨度：強

［日本老年医学会，日本医療研究開発機構研究費・高齢者の薬物治療の安全性に関する研究研究班：高齢者の安全な薬物療法ガイドライン2015，メジカルビュー，東京，p112-113，2015より許諾を得て転載］

- 日本人はインスリン分泌が欧米人と比較して低いという遺伝学的特徴があるので，多くの日本人の糖尿病のコントロールにSU薬が使用されていました．特に高齢糖尿病患者さんでどうしてもこの薬が必要な場合にも，医師が低血糖を極端に恐れるあまり止めてしまうこともあり，逆にコントロールに難渋することもありました．
- ビグアナイド薬のメトホルミンは，年齢よりもあくまで高齢糖尿病患者さんの病態を考えながら使用する必要があります．「高齢糖尿病患者では腎機能，肝機能の予備能が低下していることが多いので定期的に腎機能（eGFR），肝機能を調べながら，量の調節や継続の可否を検討しなければなりません．特に75歳以上の高齢者ではより慎重な判断が必要です」という注意喚起がなされています．単に高齢だから止めたり，新規に使わないというのではなく，肝・腎機能障害，併用薬，飲酒などの患者背景をよく確認した上で投与を判断することが望ましいです．
- チアゾリジン薬は，心不全や骨粗鬆症のリスクを高める可能性があります．α-グルコシダーゼ阻害薬はイレウスの可能性やコンプライアンスの問題があります．SGLT2阻害薬は「75歳以上の高齢者あるいは65歳から74歳で老年症候群（サルコペニア，認知機能低下，ADL低下など）のある場合には慎重に投与する」という注意喚起がなされています．

Take Home Message

- 高齢者糖尿病患者さんには認知機能，ADL，低血糖に注意しながら血糖を下げすぎない治療を目指してください．
- ただし，低血糖を怖がりすぎて，必要とされる治療が施されないことも避けなければなりません．寿命の延びる昨今，糖尿病の合併症に留意しながら，個々の患者さんにとって最適な治療を考えてください．

文　献
1) 日本糖尿病学会 編・著：糖尿病治療ガイド 2016-2017，文光堂，東京，2016
2) Ohara T, et al. Neurology. 2011; **77**: 1126-1134
3) Biessels GJ, et al. Lancet Neurol. 2006; **5**: 64-74
4) Bonds DE, et al. BMJ. 2010; **340**: b4909
5) Whitmer RA, et al. JAMA. 2009; **301**: 1565-1572
6) 横田太持ほか．糖尿病．2015; **58**: 446-452
7) 日本老年医学会：高齢者の安全な薬物療法ガイドライン 2015，メジカルビュー，東京，p9-10，2015

（横田 太持）

29 認知症もあります

認知症のある糖尿病患者の診かた

結論から先に

- まず「認知症」の経過と診断を確認しましょう．治せるケースを見逃すのはマズイです．
- 激混み外来では異常に気づいてもスルーされがちです．脳出血・脳梗塞や重症低血糖を起こしたことのある高齢者は，特に要注意です．
- 治療で重視すべき点が患者さんによって異なります．HbA1c 値ありきではありません．
- 重症低血糖を起こしやすいので，治療法を決める際に配慮が必要です．
- ご家族や周囲のサポートがどの程度得られるかが最大のカギです．

認知症が疑わしいときにどうするか？

- 認知症が疑われる場合，頭部 CT や MRI などの画像評価が最近なされているか確認します．慢性硬膜下血腫や正常圧水頭症のような「**treatable dementia**」が見過ごされていることもしばしばあります．
- 甲状腺機能低下症やうつ病も，認知症とまぎらわしいことがあります．

- 薬のせいで認知症のような症状が出ることもあります．ベンゾジアゼピン系薬や三環系抗うつ薬は言うまでもなく，オピオイドやステロイド，抗コリン作用の強い薬も要注意です．症状悪化の時期と薬歴を照らし合わせます．
- 脳萎縮の評価や機能画像評価も診断に重要ですが，糖尿病治療の片手間にするよりは，できれば早めに神経心理検査などの対応ができる専門家に相談して，正確な診断への道筋をつけるべきでしょう．

まずはスクリーニングですよね

- 日常臨床の現場で意識しないと進まないのは，むしろ疑うか否かの入り口部分です．未診断の方に認知症や軽度認知障害（mild cognitive impairment：MCI）のスクリーニングをどう切り出すか，年齢の節目でも良いですし，車の運転，親族の健康など，会話の中できっかけを探します．患者さん自身やご家族が「ボケが心配」と話題を振ってきたときはチャンスなので，ぜひ（本人希望の場合は空振りも多いですが，感謝されます），
- 脳血管障害の既往があったり，重症低血糖の経験がある高齢者は認知機能低下のハイリスク群で，スクリーニングの優先度が高くなります．
- Mini-Mental State Examination（MMSE）や改訂長谷川式簡易知能評価スケール（HDS-R）を忙しい外来で行うのはなかなか大変ですが，感度・特異度は良好です．時間がないときは，Mini-Cog（3語復唱→時計描画→3語想起）だと2分程度ですみます．
- MCIのスクリーニングにはMontreal Cognitive Assessment（MoCA）を用います．10分くらいかかります．

- 手段的日常生活動作（ADL）の低下がないか確認します．薬の管理やお金の管理が危うくなってくると，薬局や会計窓口で手間取っていたりします．
- 認知機能やADL，意欲や情緒などに関する総合機能評価を7つの質問にまとめた**CGA7**という極めて簡便なスクリーニングもあります．
- スクリーニングの結果は色々と役に立ちますが，本来の用途はスクリーニング．認知症の診断は複数の検査で正確になされるのが理想です．

認知症と分かった後の糖尿病治療はどうするの？

- 2016年5月に発表された『高齢者糖尿病の血糖コントロール目標』（p186の図1参照）では，中等度以上の認知症をカテゴリーⅢ相当としています[1]．非常に大雑把に言えば，カテゴリーⅢは介助が必要なレベルで，カテゴリーⅡはそこまではいかない軽度の障害のイメージです．
- 認知症がかなり進んでくると，肺炎など感染症リスクの回避や，高血糖による脱水など急性合併症の防止が糖尿病治療の主な目的になります．
- 認知症では重症低血糖リスクが倍増するので，インスリンが必要な際には，種類や回数をできる限りシンプルにします．ただし，長年自己注射している場合の変更には注意が必要です（「こんな患者さんがいました」で後述）．
- SU薬もなるべく減らした方が無難です．「最後の1錠（あるいは半錠）」を中止するときは血糖が急上昇しやすく，慎重に経過を見ます．
- キーパーソンとのコンタクトを維持しましょう．多職種のチー

- 介護保険の確認も忘れずに．
- 血糖自己測定（SMBG）と毎日の注射が必要な場合，どの時間帯ならご家族が手伝えるのか，ご家族が見守れば患者さんが自分でできるのか，毎回ご家族が注射するのかなど，状況に応じてできる限り安全・確実な態勢を確保します．
- DPP-4 阻害薬や GLP-1 受容体作動薬では，週1回製剤が使えるようになりました．訪問看護や往診の際に目の前で飲んでもらったり注射したりすれば，飲み忘れや打ち忘れ，過剰投与を避けることができます．

なぜ考え方が変わったか

- 低血糖に対する意識の高まりが背景にあります．きっかけとして，死亡者増加による 2008 年 Action to Control Cardiovascular Risk in Diabetes（ACCORD）試験中止の影響が大きく，その後，単独で低血糖リスクの小さい治療薬の開発が相次ぎ，治療の選択肢が広がったことも流れを後押ししました．
- 糖尿病で認知症リスクが上昇することは従来から知られていましたが，低血糖→認知機能低下，反対に認知機能低下→低血糖リスク上昇という双方向の悪循環が近年明らかになってきました．
- 2012 年に米国糖尿病学会と欧州糖尿病学会の合同ポジションステートメントで，治療目標の設定を個別化する方針（patient-centered approach）が打ち出され，「繰り返す低血糖が脳機能障害のリスクを増加させる懸念」について記載されました[2]．
- 同年，米国糖尿病学会と米国老年医学会は，合同コンセンサス

- レポートとして，認知機能や ADL を考慮した高齢糖尿病患者のための目標設定のフレームワークを発表しました[3]．
- 日本糖尿病学会は HbA1c 値の国際標準化を完了した 2013 年，合併症予防のための目標を HbA1c 値 7％未満とする熊本宣言と同時に，年齢や低血糖の危険性などを考慮して治療目標の個別設定を掲げる，いわゆる「6-7-8 方式」を発表しました．個別化の観点から，HbA1c 値の「優 - 良 - 可 - 不可」という通知表のように一義的な区分も，このときに廃止されています．
- 日本では高齢糖尿病患者の診療機会が急速に増えていることから，よりきめの細かい目標設定のために，日本糖尿病学会と日本老年医学会は 2015 年合同委員会を設置し，2016 年発表の『高齢者糖尿病の血糖コントロール目標』で，認知機能や ADL などで分類したカテゴリー別に，目標の目安が示されました[1]．

この臨床試験がブレイクスルー

- 1 つに絞るのは難しいので，流れを示してみます．ブレイクスルーというよりマイルストーンです．
- まず，糖尿病で認知症発症が増えることを証明した一連のコホート研究としては，国内では九州の久山町研究[4]でしょう．欧米だとオランダのロッテルダム研究[5]があります．
- 平均血糖と認知症発症リスクの関係をグラフ化したシアトルのデータ[6]も重要です．HbA1c 値から計算した 5 年間の平均血糖が高いほど，非糖尿病患者でも糖尿病患者でも将来の認知症発症リスクが上昇します．非糖尿病患者では，平均血糖が低いほど認知症リスクは直線的に下がりますが，糖尿病患者だと J カーブです．ただし，この平均血糖が低い側のカーブ上昇は，特殊な数例の影響が強く出た結果のようです．

- 強化療法で血糖値を強力に下げれば認知症発症が予防できるかというと，ACCORD-MIND など大規模ランダム化比較試験（RCT）の結果からは今のところ否定的です．
- 低血糖と認知症リスクの関係は，昔は 2 型糖尿病ではほとんど無視されていましたが，米国の 2 型糖尿病患者を対象とした長期コホート（KPNC 糖尿病レジストリ）で，救急受診を必要とする低血糖の回数が多いほど将来の認知症発症ハザード比が上昇することが判明しました[7]．
- 低血糖→認知症リスク増大，認知症→低血糖リスク増大の双方向関係は，Health ABC study という米国南部のコホート研究での Kaplan-Meier 分析が有名です[8]．
- 横断解析でも，認知機能が低下した患者さんは低血糖が多いという結果が，世界各地で報告されています．

こんな患者さんがいました

- 奥さんと 2 人暮らしの高齢男性でした．インスリン混合製剤の 2 回注射をしていたのですが，打ち間違いや打ち忘れが増えてきて，血糖コントロールが悪化したため入院．幸いインスリンなしでもいけそうで，訪問看護で GLP-1 受容体作動薬の週 1 回製剤の注射をお願いし，単剤での治療になりました．
- ところが退院して数ヵ月後に重症低血糖で救急搬送．何で？
- 採血すると血糖値と C-ペプチドは低いのですがインスリン（IRI）高値．もしや……．
- 家には大量のインスリン残薬が．どうやら長年の習慣で，奥さんがインスリンを準備して，本人が注射し続けていたようでした．
- 何回も説明したから十分なはず，家族は正しく理解しているはず，という思い込みは禁物です．

TAKE HOME MESSAGE

- 患者さんのプライドを傷つけないチャンスを見計らって, 認知機能のスクリーニングを行いましょう.
- 長年診ている方にもアンテナを立てて, 変化に対して敏感になりましょう.
- 相談事がなくてもご家族が一緒に来院するのは, しばしば何かのサインです.
- 多職種が関与する状況に持ち込んで, 情報共有しましょう.
- 認知機能が落ちている場合, 治療はシンプルに. 低血糖に注意しましょう.
- できなかったことを否定せずに, できていることを評価しましょう.

文　献

1) 日本糖尿病学会 編・著：糖尿病治療ガイド 2016-2017, 文光堂, 東京, 2016
2) Inzucchi SE, et al. Diabetes Care. 2012; **35**: 1364-1379
3) Kirkman MS, et al. Diabetes Care. 2012; **35**: 2650-2664
4) Ohara T, et al. Neurology. 2011; **77**: 1126-1134
5) Ott A, et al. Neurology. 1999; **53**: 1937-1942
6) Crane PK, et al. N Engl J Med. 2013; **369**: 540-548
7) Whitmer RA, et al. JAMA. 2009; **301**: 1565-1572
8) Yaffe K, et al. JAMA Intern Med. 2013; **173**: 1300-1306

（鈴木　亮）

30 気になる皮膚疾患

糖尿病患者によく診られる皮膚疾患

結論から先に

- 糖尿病患者さんによく見られる皮膚疾患で，専門医による迅速な対応が求められるのは細菌性皮膚感染症です．
- 蜂窩織炎，壊死性筋膜炎がよく知られており，外陰部に発生するものを特にフルニエ壊疽と呼びます．健常者では黄色ブドウ球菌が原因であることが多いですが，糖尿病患者さんでは嫌気性菌などとの混合感染がしばしば見られます．
- 糖尿病足病変のリスクが高い患者さんの足は定期的に診察し，足病変を予防する教育や指導を含めたフットケアを行うことが重要です．
- 糖尿病壊疽は神経障害，血流障害および皮膚感染症などの要素が関係して発症します．足潰瘍の治療は多角的なアプローチが必要になります．

細菌性皮膚感染症の分類

- **蜂窩織炎**は真皮を中心とするびまん性の急性細菌感染症です．
  - 発熱，悪寒，頭痛，嘔吐などの全身症状を伴って発症する場合が多く，疼痛のある境界明瞭な浮腫性紅斑や辺縁隆起する浸潤性局面を呈します．下肢に発生する場合は足白癬，軽微な外傷に起因します．

- 健常者では黄色ブドウ球菌，A群β溶血性連鎖球菌が原因菌であることが多いです．糖尿病患者さんではこれ以外にB群連鎖球菌，肺炎球菌，大腸菌，緑膿菌，嫌気性菌との混合感染もしばしば見られます．
- 臨床検査では白血球数の増加（核左方移動），C反応性蛋白（CRP）の上昇，赤沈亢進が見られます．A群β溶血性連鎖球菌の場合，抗ストレプトリジン-O抗体（ASO）の上昇も見られます．細菌検査としては，水疱内容，血液などを培養しますが，菌の検出率は高くはありません．
- 蜂窩織炎の好発部位は顔面，下腿，臍部です．
- 治療については軽症例では抗菌薬内服，中等症以上では入院の上，抗菌薬の点滴静注を行います．βラクタマーゼ阻害薬配合ペニシリン系薬，第一世代セフェム系抗菌薬が第一選択となります．A群β溶血性連鎖球菌が起炎菌の場合，腎炎予防や再発予防のため長めに抗菌薬の投与が行われます．

こんな患者さんがいました（図1）

　38歳の男性で，2型糖尿病診断後10年無治療の顔面に見られた蜂窩織炎です．白血球数は18,600/μL，CRPは24.97 mg/mLと著明に上昇しており，39℃台の発熱，全身倦怠感も見られました．顔面の蜂窩織炎の場合は歯性感染や副鼻腔炎の波及もありますので，歯科・耳鼻科受診も必要です．本例では初診時のHbA1c値は12.2%であり，セファゾリンナトリウム（CEZ）1g×3回/日の全身投与に加え，インスリン投与も開始しました．膿の細菌培養結果は黄色ブドウ球菌，B群連鎖球菌の混合感染であり，感受性は良好でした．当初はヒューマログ®注15-15-15単位/日とインスリン必要量が多かったのですが，急速に必要量が減少し，退院数ヵ月後にはインスリンを離脱することが可能となりました．それ以降のHbA1c値は5.7%前後と安定し，蜂窩織炎の再発もありません．

- 糖尿病性潰瘍，褥瘡などの皮膚潰瘍が細菌の侵入部位となることもあります．潰瘍周囲の発赤の出現などがあれば，血液検査を行います．足白癬が水疱化して，細菌の侵入部位になることもしばしば見られます．フットケアで足白癬が疑われる場合は，皮膚科を受診し治療しておく必要もあるでしょう．爪白癬が細菌の侵入経路となることはまれですが，難治性です．最近は治癒率の高い外用薬（エフィナコナゾール）がよく使用されます．
- **壊死性筋膜炎**は，皮下組織から筋膜の壊死を特徴とし急速に全身状態が重篤に陥る細菌感染症です．
  - 急速に広がる紅斑，腫脹，熱感が起こり，皮下組織の壊死から水疱，血疱を形成し，さらに紅斑より外側の一見正常に見える部位でも，皮下組織には壊死が及んでいます．
  - 局所の壊死や血管閉塞のため抗菌薬が有効に移行しないため，保存療法のみでは効果不十分で，早急に治療しないと，多臓器不全に陥り死亡率も高いです．
  - 原因菌は健常者ではA群β溶血性連鎖球菌が多いですが，糖尿病患者さんでは嫌気性菌などの混合感染がしばしば見られます．糖尿病患者さんに起こる混合感染によるものは壊死の進行はやや遅いのですが，ガス産生嫌気性菌によるものであれば，触診上捻髪音や握雪感があります．
- 外陰部に生じる壊死性筋膜炎は**フルニエ壊疽**と呼ばれます．

こんな患者さんがいました（図2）

　糖尿病無治療の78歳の女性に生じたフルニエ壊疽の例です．切開による膿の細菌検査の結果 *Bacteroides fragilis*，腸球菌の混合感染でした．入院時よりタゾバクタム・ピペラシリン（TAZ/PIPC）投与を開始しており，これを継続しました．またノボラピッド®注15-15-15単位/日＋持続型インスリン15単位/日も開始，当初24.2 mg/mLであったCRPは急速に低下し退院可能となりました．

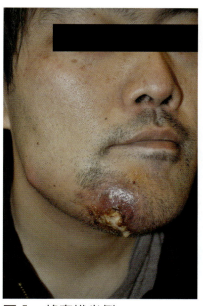
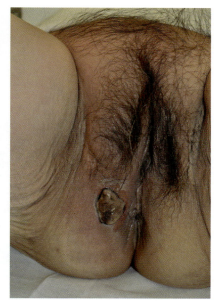

図1　蜂窩織炎例　　　　図2　フルニエ壊疽例

退院2ヵ月後にはインスリン離脱し，その後は血糖コントロールも良好で，皮膚感染症の再発はありません．

- 壊死性筋膜炎の診断として最も重要なのは臨床像と臨床経過です．蜂窩織炎であれば発赤と腫脹が主体ですが，壊死性筋膜炎の場合は時間の経過とともに水疱や血疱が生じてきます．試験切開を行って皮下組織の壊死の有無を確認するのも一法です．ガス産生性嫌気性菌であると強い腐敗臭を伴い，触診で捻髪音や握雪感があるのが特徴です．検査では血算，CRP，凝固系，肝・腎機能，クレアチンホスホキナーゼ（CPK），X線撮影，CT，MRIによる皮下組織の炎症やガス像がないかの確認も必要です．

こんな患者さんがいました（図3）

　76歳女性．血糖コントロール目的のため糖尿病内科に入院した

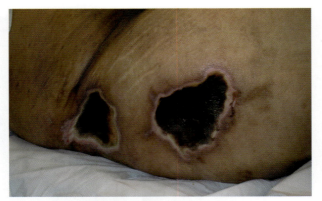

図3　壊死性筋膜炎例

> 患者さんに見られた壊死物質を固着した皮膚潰瘍です．臨床像では周囲の発赤は少なかったのですが，白血球数，CRP，CPKの上昇が持続しており，試験切開にて大量の悪臭のある膿が排出されました．細菌培養では腸球菌，B群連鎖球菌などの混合感染でした．切開によってCRPはすぐに低下したので，セファレキシン，クリンダマイシンの内服としました．その後デブリドマンを行い，細菌感染はコントロールされました．糖尿病に合併する壊死性筋膜炎では表面の発赤，炎症に乏しいことがしばしばあり，臨床検査や皮膚エコーも診断の参考になります．診断がつけば広範なデブリドマンを早急に行います．

- デブリドマン後は創の感染を制御し，肉芽を清浄化させる必要があります．イソジン®シュガーパスタ軟膏やスルファジアジン銀クリームなどがよく用いられます．皮膚欠損が大きな場合は陰圧閉鎖療法も併用されます．

糖尿病足病変

- 糖尿病足病変のリスクの高い患者さんの足は定期的に診察し，

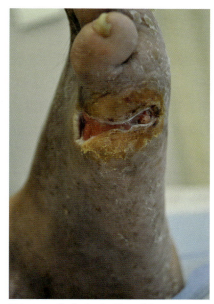

図4 重症虚血趾に対するPPI施行例

　足病変を予防する教育や指導を行うフットケアを行う必要があります．最も重い糖尿病壊疽は神経障害，血流障害および皮膚感染症などの要素が関係して発症します．足潰瘍の治療は，足潰瘍部の免荷，壊死物質のデブリドマン，血糖コントロール，創のケア，抗菌薬の投与，虚血の治療などを同時に行う必要があります．

- 重症虚血肢では経皮的末梢血管形成術（percutaneous peripheral intervention：PPI）が行われる場合もあります．

　図4は統合失調症を合併した糖尿病患者さんに見られた足潰瘍です．皮膚科受診後，右のABI（足関節上腕血圧比）は0.8程度で，循環器内科にコンサルトしたところ右総腸骨動脈で90％狭窄があり，PPIが施行され，狭窄は解消されました．皮膚潰瘍は保存療法でPPIの2ヵ月後には治癒しました．

Take Home Message

- 糖尿病患者さんの蜂窩織炎,壊死性筋膜炎は嫌気性菌の混合感染が多いことを念頭に置きましょう.
- 糖尿病足病変は,神経障害,血管障害,皮膚感染などの要素が混在します.血管障害は,早期に発見できれば経皮的末梢血管形成術(PPI)が有効です.

（菊池かな子）

31 フットケアで何をケアするのか

糖尿病フットケアの実際

結論から先に

- フットケアは糖尿病足病変の発症・再発予防のために行います．糖尿病足病変は，神経障害や末梢血流障害を有する糖尿病患者さんの下肢に生じる感染，潰瘍，深部組織の破壊性病変と定義されています[1]．
- フットケアとは足のケアですが，糖尿病内科で行うフットケアとは，足から全身を診察する"**積極的予防（aggressive in prevention）**"であり，フットケア＝足の診察です．足を通して血糖値だけではなく糖尿病全体のマネージメントを行います．
- 一般の糖尿病診療の中で，糖尿病合併症として足病変を起こしやすい患者背景を考慮したリスクの層別化，ハイリスク患者さんへの予防的な足の診察とプライマリーケアでの足診療の標準化がこれからの課題となります．

フットケアを誰に行うのか？

- すべての糖尿病患者さんに靴や靴下を脱いでもらい，足を診察することが第一歩です．足を診察し，リスク因子を抽出してリスク分類を行います[1]．
- リスク分類では，糖尿病足病変に関する国際ワーキンググループ（IWGDF）によるリスク分類（**表1**）が用いられています．

表1 IWGDFによる糖尿病足病変のリスク分類

Category	リスク因子	足の診察頻度	3年後の潰瘍発症率[3]
0	知覚神経障害なし	1年に1回	5.1%
1	知覚神経障害あり	半年に1回	14.3%
2	末梢血流障害,または足趾の変形を伴う知覚神経障害あり	3～6ヵ月に1回	18.8%
3	潰瘍や切断の既往あり	1～3ヵ月に1回	55.8%

［文献2より作成］

Petersら[2]はこの分類による3年後の潰瘍発症率を報告しており,医療従事者は,足を診察してそれぞれのリスクに応じた定期的な足の診察と予防的アプローチ,そしてフットケアを行うことが重要です.

- 糖尿病足病変発症に関わる多数のリスク因子は報告されており[3],糖尿病神経障害や末梢血流障害,足趾の変形,視力障害などがリスク因子として報告されています.これらのリスク因子を有する足に外傷や靴擦れなどの反復メカニカルストレス,また低温熱傷などの外因が加わると糖尿病足病変を発症します.
- 糖尿病足病変の最大の予防法は基礎リスクである糖尿病そのもののコントロールを良好に保ち,神経障害を予防することです.そして靴擦れ,胼胝や足の白癬症など非潰瘍性病変が出現したら,早期の段階で発見してフットケアを行い進行させないようにすることが重要です.
- 2008年に予防的フットケアの診療報酬(糖尿病合併症管理料)が新設されて各地にフットケア外来が立ち上がりました.また2016年より透析患者さんへの下肢末梢動脈疾患指導管理料が新設され,今後,足の診療やフットケアがより重要となってきました.

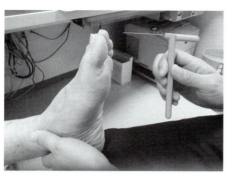 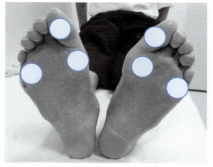

図1 足の検査1：モノフィラメント検査のポイント
①静かで落ち着いた環境を整える．
②モノフィラメントを手に当て，どのような感じがするか知らせておく．
③直角に2秒程度皮膚に当て，フィラメントが曲がるまで十分な力を加える．
④対象者に「どこに当たってますか」と尋ねる．
⑤足底3ヵ所（図中の○）に当てる．角化部は避ける．
⑥これを同じ場所で3回繰り返し，少なくとも1回は実際にはフィラメントを当てない「偽」の検査を行う．
⑦3回のうち2回正解であれば，知覚は正常と判断する．

プライマリーケアでの足の診察

- 糖尿病神経障害：モノフィラメント検査（**図1**）や振動覚検査（**図2**）を行います．モノフィラメント検査や振動覚検査が正しく答えられない場合は，足の防御感覚の喪失を意味しますので，足の頻回の観察や素足で歩かないように説明する患者教育が重要となります．また，糖尿病神経障害の診断のためにアキレス腱反射の診察も重要です．
- 末梢血流障害：末梢動脈疾患（peripheral arterial disease：PAD）の有無を確認します．皮膚の冷感，色調，間欠性跛行の有無を確認し，足背動脈，後脛骨動脈を触知するとともに，下肢血流検査を行います．特に足関節上腕血圧比（ankle brachial pressure index：ABI）は下肢症状を有するすべての

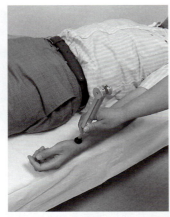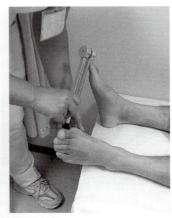

図2　足の検査2：振動覚検査のポイント
①静かで落ち着いた環境を整える．
②音叉を患者さんの手首（または肘，鎖骨）に当て，どのような感じがするのか，あらかじめ知らせておく．
③一定以上の力で音叉を振動させる．
④第1趾の骨突出部に垂直に当て，振動を感知可能か判断する．
⑤3回中2回正しく答えることができれば陽性と判断する．
⑥判断できない場合はより近位（外果→内果→脛骨粗面）へと変える．
⑦内果で評価する場合は，患者さんが振動を感じなくなるまでの時間を計る．10秒以下の場合，神経障害の可能性が高い．

患者，また心血管系のリスクファクターを有する患者さんにスクリーニングとして検査することが推奨されています[1]．

- 足趾の変形：claw toe，hammer toe や外反母趾，凹足変形，Charcot 足変形などを診察します．変形が著しい場合は，「足の変形」を治す予防的足外科手術も考慮します．
- 皮膚病変：趾間部を含めて足をくまなく診る．発赤，乾燥，肥厚，胼胝，鶏眼，白癬症，爪病変の有無をチェックします．

この臨床試験がブレイクスルー

- 米国では1年に1回の足の診察は糖尿病患者さんの71.4％に行われていましたが，東京都済生会中央病院では，1年に1回の足の診察は5.3％の患者さんにしか施行されていませんでした[4]．この理由として米国には，Podiatry（ポダイアトリー：足病学）という学問があり，Podiatrist（ポダイアトリスト）という足病外科医師専門の資格（国家資格）があることが考えられます．
- 足の診察を受ける患者さんを増加させるためには，一般の糖尿病診療にて，合併症を発症しやすい患者さんの社会背景を考慮した効率的なハイリスク患者の抽出と足の診察，そしてリスクの層別化，ハイリスクの患者さんに対し定期的なフットケアを行うことが重要です．
- フットケアには，足の診察以外にも足病変のリスクの理解，ケアの啓発，ハイリスク患者の抽出，他科の医師や看護師，理学療法士や管理栄養士との連携，患者さんやご家族，そして医療従事者への足病変への教育も含まれます．

糖尿病足病変のマネージメント

- IWGDFでは糖尿病足病変をマネージメントするための重要な要素として以下の5つを挙げています[5]．
  ①リスクのある足の定期的な診察
  ②危険な足を早期に発見
  ③患者さんやご家族，そして医療従事者への教育
  ④適切な靴を履く
  ⑤胼胝，白癬などの前潰瘍病変の適切な処置

TAKE HOME MESSAGE

- フットケアにて足の機能が改善すると，歩行機能の改善，血糖値の低下，QOLの向上が期待できます．
- 糖尿病患者さんの足を診察することなくリスク評価をせず，単に「血糖値を下げるため」，「体重を減らすため」に運動療法を推奨することは，糖尿病患者さんが有している足病変のリスクを伝えず，逆に足病変発症の誘因となる可能性もあり注意が必要です．

文　献
1) 日本糖尿病学会 編・著：糖尿病診療ガイドライン 2016，南江堂，東京，2016
2) Peters EJ, et al. Diabetes Care. 2001; **24**: 1442-1447
3) Monteiro-Soares M, et al. Diabetologia. 2011; **54**:1190-1199
4) Kabeya Y, et al. Diabetology International. 2014; **5**: 219-228
5) Bakker K, et al. Diabetes Metab Res Rev. 2016; **32**(Suppl 1): 2-6

〈富田 益臣〉

32 治療を投げ出す患者さん

糖尿病の治療中断を防止する取り組み

結論から先に

治療を投げ出す患者さんを少なくするには，
- 初診の糖尿病患者さんに，継続的に受診が必要な理由を分かりやすく伝えましょう．
- 栄養指導，療養指導は受診中断の減少に有効です．
- 可能な範囲で受診時間の融通性を高くしましょう．

受診中断の現状

- 平成24年（2012年）の国民健康・栄養調査では，高血糖や糖尿病を指摘されたことがある方のうち，治療を受けていない方の割合は38.0％と報告されています[1]．
- また，治療をこれまで受けたことがある方のうち，受診中断率は13.5％と報告されています[1]．
- 経年的に見ると減少傾向にありますが，わが国の糖尿病有病者数が増加の一途をたどっていることを踏まえると，実人数は依然として多く，糖尿病診療において重要な問題であると考えられます．
- 林らは，東京都区南部で運用中の糖尿病地域連携システムに登録された患者を3年間観察したところ，かかりつけ医における中断率は24.4％であったと報告しています[3]．

- 一方で，川井らは，クリニック通院患者のうち最終来院月より3ヵ月間の非通院があり，他院への受診もない者を中断者とすると，中断率は2006年12月時点で0.3%であったと報告しています[4]．
- 患者層や医療機関の受診中断に対する取り組みの違いなどにより，中断率にかなりばらつきがあることが示唆されます．そのため，自施設における現状を把握した上で，受診中断に対する対策を講じる必要があります．

受診中断の要因

- 平成24年（2012年）の国民健康栄養調査において，糖尿病を指摘されたことがある者に対して，治療を受けていない理由を調査したところ[1]，最も多かったのは，痛みなどの自覚症状や特別な症状がないため，でした．
- 糖尿病予防のための戦略研究課題2（J-DOIT2）においても，受診中断の理由を尋ねるアンケート調査を実施しており，受診中断の理由は以下の6カテゴリーに分類されました．

  A：診療の優先度への理解：仕事（学業）や家庭の事情のため忙しい
  B：診療の必要性への理解：自宅からの距離が遠い，体調が良い，通院しなくても大丈夫だと思う，など
  C：治療者側の要因：医療の内容に不満，次の受診を指示されなかった，医師と合わない，など
  D：経済・制度上の要因：経済的に負担
  E：心理的負担感などの要因：指導がわずらわしい，など
  F：転居

- カテゴリー別の集計では，多忙などの，診療の優先度への理解が十分でないカテゴリーAや，診療の必要性そのものの理解が十分でないカテゴリーBの理由によって受診中断に至っている症例が多かったことが分かりました．
- これらの調査結果より，糖尿病に対する理解不足がわが国における主要な受診中断の理由と思われます．しかし，患者層によって受診中断理由が異なる可能性が十分に考えられるため，自施設における受診中断理由を調査して，受診中断対策に取り組むことも重要です．

具体的にどうする？

- 疾患に対する理解が十分でなく，診療に対する優先度が高くないことが受診中断の理由と考えられる場合には，患者教育が最も直接的な対応となります．
- しかし，患者教育は従来から実施している事項です．患者教育を受診中断の抑制に繋げるには，従来とは異なった方法や内容を検討する必要があるかもしれません．
- 例えば，2006年の国際糖尿病連合のコンセンサスワーク・ショップにおいて，糖尿病の発症予防のための生活習慣改善については，単純に情報を広めるだけのアプローチでは効果が十分でなく，理想的な栄養摂取や身体活動を促進するような環境を構築することの重要性が指摘されています[5]．
- 受診中断の抑制についても同様で，受診の必要性を患者さんに説き，自主的な受診の継続を指導しても，現状を改善する効果には限界があると思われます．受診を促進するような環境の構築は，制度の変更などを伴うため，実現には少なからぬ困難があると予想されますが，様々な工夫を凝らして，可能な限り実

現していくことが望ましいと考えられます．
- 例えば，電話やハガキ，メールによる受診勧奨はそのような中で最も手軽な手段かもしれません．診療している医療施設が行うことが最も簡便ですが，自施設の利得のための活動の一環と誤解されてしまうことも懸念されます．医療保険者や産業医など，直接に診療に当たらない第三者が実施することは，そういった懸念の解決につながるかもしれません．
- また，医療保険者からの医療費の通知の際に，本人の受診継続状況についての情報を示しつつ，その重要性を提示し，受診継続意欲を喚起するような仕組みを導入することは，そのような環境構築の一助となるかもしれません．
- 地域医師会や地域の保健所による啓発も重要と考えられます．
- 多忙を理由とした受診中断に対しては，多忙を緩和することが直接的な対策ですが，個々人の多様な状況に対して一様な対策で多忙を緩和することは難しいです．そのため，多忙であっても受診が容易な環境を作るということは重要な対策となるかもしれません．
- 具体的には，雇用者に対しては被雇用者の受療確認および受療促進の義務化，医療機関に対しては，平日日中以外の時間帯（早朝，夜間，土日祝日）の診療や，待ち時間の少ない診療体制，インターネットなどを活用した簡便に診療予約ができるシステムの整備などが挙げられます．
- 糖尿病患者の受診中断を抑制するための対策として，『糖尿病受診中断対策包括ガイド』のワーキンググループで作成されたかかりつけ医へのアドバイスが役立ちます（**表1**)[6]．
- 『糖尿病受診中断対策包括ガイド』[2]が広く各方面で活用され，受診中断率が低下することにより，糖尿病患者の予後やQOLが改善し，よりよい地域糖尿病診療が実現することに期待します．

表1　かかりつけ医の先生方へのアドバイス

受診中断者の特徴
- 受診中断率は年8％程度と推定される．
- 受診中断は男性で仕事を持っている人に多い傾向がある．
- 高齢者に比べ，若年者（50歳未満，特に20〜30歳代）で受診中断が多い．
- 血糖コントロールの悪い人（HbA1cが8％以上），またはかなり良い人にも多い．
- 過去に受診中断をした人の受診中断率は高い．

受診中断の理由
- 受診中断の理由としては，治療の優先度の理解（忙しいからなど）や疾患への認識（体調が良いからなど）の不足が挙げられる．
- 医療費が経済的に負担であることも受診中断の理由として多い．

受診中断への対策
- 初診の糖尿病の患者に，継続的に受診が必要であることを伝える．
- 栄養指導，療養指導は受診中断の減少に有効である．
- 若年者へは，可能な範囲で受診時間の融通性を高くする．
- インスリンの自己注射が指示通り行われず残っている，またはきちんと薬剤が内服されず残薬がある場合には，医療費が経済的に負担である可能性を考慮する．
- 医療費が経済的に負担である場合は，より薬価の低い薬剤や後発医薬品を考慮する．
- 薬剤を中止できそうな場合も，その後の受診中断の可能性を考慮して慎重に判断する．
- 受診中断者への受診勧奨を行う．電話，郵便物はいずれも同程度に有効である．
- 受診中断者への問い合わせと受診勧奨は，医療保険者や産業医など，直接診療に当たらない第三者も実施しうる．
- 過去に受診中断した人には受診中断した理由を尋ねる．

受診中断の減少につなげるために
- 年に2〜3回，尿アルブミンの検査を行い，結果を伝える（持続陽性であれば，アンジオテンシン変換酵素阻害薬やアンジオテンシンⅡ受容体拮抗薬を用いることを検討する）．
- 眼科受診（年に一度程度）を勧める．
- 足の診察を行う（年に一度程度）．
- 禁煙を勧めたり，禁煙指導を行ったりする．

［文献6より作成］

> **TAKE HOME MESSAGE**
>
> - 受診中断率は年8%程度と推定されます．
> - 受診中断の理由としては，治療の優先度の理解や疾患の認識不足が多いです．
> - 初診の糖尿病患者さんに，継続的に受診が必要であることを伝えることが大事です．
> - 栄養指導，療養指導は受診中断の減少に有効です．
> - 若年者へは，可能な範囲で受診時間の融通性を高くすることも受診中断の減少に有効だと思われます．

文　献
1) 厚生労働省：平成24年　国民健康・栄養調査報告 <http://www.mhlw.go.jp/bunya/kenkou/eiyou/h24-houkoku.html>（2017/6）
2)「糖尿病受診中断対策包括ガイド」作成ワーキンググループ：糖尿病受診中断対策包括ガイド <http://dmic.ncgm.go.jp/medical/050/dm_jushinchudan_guide43.pdf>（2017/6）
3) 林 道夫．糖尿病．2011; **54**: S197
4) 川井紘一．プラクティス．2007; **24**: 185-189
5) Alberti KG, et al. Diabet Med. 2007; **24**: 451-463
6)「糖尿病受診中断対策包括ガイド」作成ワーキンググループ：糖尿病受診中断対策マニュアル <http://dmic.ncgm.go.jp/medical/050/dm_jushinchudan_manual.pdf>（2017/6）

〈後藤 温，泉 和生，野田 光彦〉

33 ご家族にどんな話をしますか？

糖尿病患者・家族との情報共有のあり方

結論から先に

- 患者さんのご家族は糖尿病治療の大切なサポーターです．病院にいらしたら歓迎します．
- 予後や見通しについて良くない話は早めに念入りに伝えます．
- 可能なら管理栄養士や薬剤師などのメディカルスタッフにも会っていただきます．
- 各科の専門医を受診する目的やその利点を伝えます．
- 患者さんの尊厳を保ち誹謗中傷をしないことは，ご家族から好感をもたれます．
- 介護保険などの公的サービスを有効利用するよう勧め，ご家族の負担を軽減します．
- MODYやミトコンドリア糖尿病のような単一遺伝子疾患の糖尿病はまれですが，患者さんの病状の見通しやご家族の健康状態の予測に有用です．
- 一般的な2型糖尿病や1型糖尿病の原因遺伝子の解明は大きく進んでいますが，遺伝子検査が臨床診断や治療に有用な段階ではありません．
- 「親から子に遺伝するか？」の質問には"罹りやすさ"でお答えします．

患者の家族は糖尿病治療の大切なサポーター

- ご夫婦,兄弟,親子などの近親者は患者さんの日頃の体調や暮らしぶりを良くご存じである可能性が高いのです.
- 病院・クリニックにご家族がいらしたら,以下のことをまず聴きましょう.
  ①食事の習慣(ご家族から見てどうか,飲酒を含めて)
  ②睡眠や安静の状況
  ③患者さんが日頃から健康上心配していること
  ④自己管理の上で障壁になっている事情
- 高齢の患者さんでは低血糖の際の自覚症状が乏しいものです.患者さんの意識清明度や会話の流暢性などが食事の前と後で変わりがないか,また無意識のうちに間食をして低血糖に対処していないかご家族に聞いてみましょう.インスリンやSU薬で治療中の高齢者では特に重要です.低血糖症状とその対処法をご家族にも伝えて,支援を依頼しておけばなお良いです.

予後や見通しについて良くない話は早めに念入りに

- 普段来られないご家族が同席されてきた際には,何か患者さんの容態に変化があるか,心配な点があることが多いです.質問に多いものとして,以下の点があります.
  ①糖尿病の慢性合併症の現状と見通し:特に腎症に質問が集中します
  ②大血管症の有無
  ③血糖コントロールの目標と現在の達成度
  ④併発している他の疾患(がんなど)の治療との兼ね合い
  ⑤低血糖の原因や対策
  ⑥認知機能にまつわること

急患で入院になった際には，急性期疾患の治療の見通しなどの説明も加わります．
- これらの説明の際に心がけることは，悪い見通しも必ず加えることです．例として，下肢の蜂窩織炎様の症状で入院した患者さんを挙げてみましょう．
  ①蜂窩織炎の原因菌が特定できるかできないか（嫌気性菌ではしばしば同定が困難）
  ②耐性菌や複数の原因菌によって生じている可能性
  ③外見からは皮膚の炎症に見えても，筋膜や骨に炎症が波及している可能性があること（病変の深達度）
  ④菌血症になることがあること
  ⑤起因菌や深達度によって，治療期間や治癒の見込みが大きく変わること
- 治療の開始時早々に①〜⑤などについて，**最も重篤な状況も織り込んで説明する**ことが役に立ちます．その後の病状の推移が良好である場合はもちろんのこと，治療に難渋する状態と後日判明しても，治療経過を患者さんやご家族が冷静に受け止め治療に専心してもらうことが容易となります．例えば，「蜂窩織炎，全治1週間程度」だと説明した患者さんが，骨髄炎も合併していると分かれば，治療期間は4〜6週間程度に大幅に延長されます．最初の話と大きく見通しが異なれば，診療の信頼関係を維持することが困難になります．

管理栄養士や薬剤師などのメディカルスタッフにも会ってもらおう

- 肥満の是正がなかなか進まない糖尿病患者さんを目の前にして，ご家族もおられるとなれば日頃の食事の内容について詳細

を質したり，指導を加えたくなるのは熱心な先生方の常でしょう．しかし，患者さんにとっては大きなストレスに感じる可能性があります．
- 詳細な食事療法の指導には，ぜひ管理栄養士を活用しましょう．管理栄養士という第3の存在を介することで，患者さんやご家族の心的負担を軽減することが期待できます．
- 管理栄養士への依頼が難しいクリニックの先生方には，日本糖尿病学会が発行している食事指導の資材，なかでも『糖尿病食事療法のための食品交換表：活用編（第2版）』[1]がお勧めです．写真やイラストが満載で，バランスの良い食事の形が容易に理解できます．クリニックの待合室での自習にも，診察室での指導にも活躍します．
- 薬剤師は，以下のような服薬の管理やインスリン自己注射の助言・サポートが可能です．
  ①「残薬が多数」が常態化している方：一包化の適否など
  ②インスリンの保管状況：夏場に高温所に放置していないか
  ③注射部位のローテーションについて
  ④シックデイのときの服薬について
  ⑤低血糖の際のブドウ糖や砂糖の服用について
- 注射手技の確認やおさらいについては，看護師の担当が良いでしょう．

各科の専門医を受診する目的やその利点を伝えよう

- 糖尿病患者さんの多様な健康障害について，1人の担当医師がそのすべてに対応することは現実的ではありません．担当医師には診療の守備範囲があり，その範囲には限りがあります．
- 血糖値，血圧，脂質異常症などの包括的管理や合併症のスクリー

ニングを主治医が担い，精密検査が必要な状況では専門医師の受診が必要となることをご家族にも理解してもらいましょう．

患者の尊厳を保ち誹謗中傷をしない

- 患者さんの多くは，われわれの人生の先輩です．食事療法や運動療法などの日常生活に問題が山積みでも敬意をもって接し，ご家族にも患者さんを非難するような発言は避けたいものです．
- 一緒に問題解決の方法を考えていきましょう，といった共感的で節度ある態度が良いと考えています．なかでも高度の肥満やアルコールの過剰飲酒がある方では自尊感情が損なわれていますので，叱責することは避け，まずは身体をいたわるように伝えることから筆者は始めています．

介護保険などの公的サービスを有効利用できるよう勧める

- 所帯を構成する人数が減少し，高齢者のご夫婦2人暮らしの方が増えてきました．お子さんと同居している方でも，日中は1人や2人で生活し十分な生活支援が受けられていない状況を垣間見ます．比較的若年の患者さんであっても糖尿病合併症のために重い障害がある場合には，多くの生活上の困難があります．
- ご家族が病院にいらした際は，介護保険などの公的サービスの利用を促す良い機会です．まずは地域の地方自治体に相談してもらい，次にケアマネージャーを決定し介護認定を進めて状況に応じたサービスを利用するよう促していきます．
- この本を手に取られた若手医師の先生方には，高齢者の自宅での生活実態を想像することは困難なこともあるでしょう．そんなときは病院のソーシャルワーカーに応援を依頼します．

MODYやミトコンドリア糖尿病が疑われるときは

- 糖尿病は家系内に集積することがありますが，MODYやミトコンドリア糖尿病ではその遺伝形式に特徴があります．
- **MODY** は maturity onset diabetes of the young の略で，若年発症の成人型糖尿病の意味ですが，MODY（モディ）と呼称されます．
    - 常染色体優性遺伝をとるので，親子何代にもわたって（定義上は3代以上）糖尿病の方が見られます．また，その中に20歳代以下の若年で発症した方が含まれることが特徴です．
    - 膵臓でのインスリンの合成・分泌を調整している転写因子の遺伝子異常や血糖センサーの遺伝子異常などが原因として特定されています．診断確定には研究施設に依頼した遺伝子検査が必要です．
    - MODYの患者さんは通常の糖尿病患者さんと同様に治療への反応がみられるため，2型糖尿病とみなされているケースもあり，多くの症例では遺伝子診断を受けていないと考えられます．
- **ミトコンドリア糖尿病**は，細胞内の小器官ミトコンドリアにある小さな独立した遺伝子に異常があり，膵β細胞の機能低下や細胞数の減少，骨格筋障害などを介して重い糖尿病を生じるものです．
    - 多くの症例では難聴の合併があります．また，脳神経系や筋障害を合併したミトコンドリア脳筋症のオーバーラップ例もときにあります．
    - 遺伝形式は母系遺伝という遺伝子異常が母から子に受け継がれるタイプで，患者さんの母，母方祖母，同胞が同様の異常を持ち，母方の親族にも罹患者や保因者がみられます．

- 診断には遺伝子検査が必要で，大学などの研究機関が中心に行っています．ミトコンドリア糖尿病では，難聴だけでなく心伝導障害，腎障害など様々な合併症が見られることがあります．
- MODYやミトコンドリア糖尿病の疑わしい症例については，患者さんとご家族の希望がある場合には糖尿病専門医への紹介が良いでしょう．病状からその可能性を推定し，遺伝子検査の適応やカウンセリング体制について助言が得られることと期待します（より高度な遺伝相談については臨床遺伝専門医の資格を持つ医師が行う遺伝診療外来などが対応しています）．一方で，患者さんとご家族の了解なしに遺伝子検査を施行することは重大な倫理違反になります．

一般的な2型糖尿病や1型糖尿病の遺伝子検査は，臨床診断や治療に有用な段階ではありません

- MODYやミトコンドリア糖尿病ではない一般的な2型糖尿病では，糖尿病の遺伝形式は特定のタイプに該当しません．糖尿病にかかりやすい遺伝的な体質は親から子に受け継がれると同時に，多くの家庭では親から子にライフスタイルも受け継がれるため，遺伝要因と環境要因の相加効果が糖尿病発症を規定すると考えられています．
- 2型糖尿病の遺伝要因は，1塩基置換（SNP）などの遺伝子多型が今日多数同定されています．感受性の遺伝子多型を複数有するほどに糖尿病発症リスクが上昇します．しかし，現在までは遺伝因子の程度や種類による表現型（病状）の関連が明確でないため，2型糖尿病の発症予測や臨床診断において遺伝子検査の有用性は極めて限定的です．治療薬剤の選択における遺伝

子検査の有効性も証明されていません．
- 1型糖尿病では，*HLA*遺伝子型が発症リスクに明確に関連しています．またインスリン分泌の枯渇リスクに関する*HLA A24*の関与が示されています．ただし，治療法の選択に有用な遺伝子検査の情報はいまだ存在していません．

「親から子に遺伝するか？」の質問には"罹りやすさ"で答えます

- MODYやミトコンドリア糖尿病を除く2型糖尿病，1型糖尿病のいずれも病気のかかりやすさは親子間で共有されますが，病気そのものは遺伝しません．1型糖尿病の妊婦さんから，しばしばお子さんへの影響について相談を受けますが，母体が1型糖尿病の感受性*HLA*型を有しているかによってリスクが異なります．

TAKE HOME MESSAGE

現状認識や見通しについて最悪の状況も織り込んで患者さんとご家族に話すことができれば，いざ最悪の状況になっても信頼関係が維持できます．糖尿病患者さんでは，最悪の経過をたどることは決してまれではありません．

文　献
1) 日本糖尿病学会：糖尿病食事療法のための食品交換表：活用編，改訂第2版，文光堂，東京，2015

（森　保道）

索 引

数字・欧文

数字
1型糖尿病と2型糖尿病の鑑別　28
1,5-AG　41
75gOGTT　21

A
ACCORD 試験　107，130，188，196
ACE 阻害薬　157，161
ACTH　47
ADVANCE 試験　107
aggressive in prevention　207
ALP　43
ALT　43
ARB（薬）　157，161
AST　43
atherogenic lipid triad　183
α-グルコシダーゼ阻害薬（α-GI）　46，85，116，160，191

B
BNP　106
BUN　43

C
CA19-9　58
CEA　58
CGA7　195
claw toe　210
closed question　17
CPR　78

Cr　43

D
DCCT 試験　129
diabetic ketoacidosis（DKA）　142
DPP-4 阻害薬　46，85，95，160，189
DPP 研究　25，150
DPS 研究　25

E
ELISA 法　33
EMPA-REG OUTCOME　124，163

F
familial hypercholesterolemia（FH）　180，182
free T3　47
free T4　47

G
GAD 抗体　28，33，45
GLP-1 受容体作動薬　127，152

H
hammer toe　210
HbA1c 値　10，35，40
HDL-C　43
Health ABC study　198
HOMA-β　44
HOMA-IR　23，44
hyperglycemiainduced chemoresistanace　59

227

hyperosmolar hyperglycemic syndrome（HHS）142

I
IA-2抗体　32, 33
IAA　32, 33
ICA　28, 45
IGF-1　47
IgG4　46
immunoreactive insulin（IRI）　22, 44
impaired awareness of hypoglycemia　188
impaired fasting glucose（IFG）　24
impaired glucose tolerance（IGT）　24
insulinogenic index（I.I.）　24

K
KPNC糖尿病レジストリ　198

L
LDH　43
LDL-C　43, 181

M
maturity onset diabetes of the young（MODY）224
Mini-Cog　194
Mini-Mental State Examination（MMSE）53, 194
Montreal Cognitive Assessment（MoCA）194

N
non-alcoholic fatty liver disease（NAFLD）47
non-alcoholic steatohepatitis（NASH）47, 53
Numerical Rating Scale（NRS）　175

O
OGTT　21
open question　17

P
PPARγ作動薬　105
PROactive試験　107
PSA　58

Q
QOL（生活の質）向上・維持　12, 77

R
RIA法　33
γ-GTP　43

S
SGLT2阻害薬　46, 85, 121, 152, 191
sleep apnea syndrome（SAS）　47
Steno-2 Study　48
STOP-NIDDM　25
SU薬　97, 119, 189

T
TC　43
TG　43, 181, 183
treatable dementia　193
TSH　47

U
UKPDS　100
UKPDS34　90
UKPDS80　130

V・Z
VADT試験　107
ZnT8抗体　32, 33

和　文

あ
悪性腫瘍　53
アシドーシス　142
アナグリプチン　99
アプノモニター　47
アルツハイマー病　187
アルドース還元酵素阻害薬　174
アルドステロン　47
アルブミン尿　156
アログリプチン　99
アンジオテンシン受容体拮抗薬（ARB）　157，161
アンジオテンシン変換酵素（ACE）阻害薬　157，161

い
易感染性　2
医師—患者関係の構築　9
意識障害　142
一般内科　40
遺伝子検査　225
医療費削減　50
インクレチン関連薬　127，189
インスリン注射の拒否　19
インスリン抵抗性　23，44
インスリン導入　136
インスリン分泌指数（I.I.）　24
インスリン分泌動態　135
インスリン療法　82，135

う
ウォーキング　67
運動強度　70
運動継続　72
運動プログラム　67
運動療法　67，76，152
――リスク管理　68

え
栄養士　18
エキセナチド　128
壊死性筋膜炎　202，203
壊疽　205
エネルギー消費　71
エベロリムス　59
エンパグリフロジン　163

お
黄斑浮腫　169
オマリグリプチン　99

か
介護保険　223
改訂長谷川式簡易知能評価スケール（HDS-R）　53，194
外反母趾　210
外来検査　40
かかりつけ医へのアドバイス　216
隠れ肥満　153
画像検査　46
家族性高コレステロール血症（FH）　180，182
家族歴　2
加齢　6
がん　55
――検診　55
――リスク　57
眼球運動障害　169
看護師　18
眼疾患　164
患者・家族との情報共有　219
患者の心理　15
間食習慣　149
緩徐進行1型糖尿病　28，32，45

――診断基準 29, 31
肝臓がん 57
眼底検査 52
カンバセーションマップ 77
管理栄養士 222

き

急性効果 70
急性心筋梗塞 68
教育入院 75
境界型糖尿病 23, 24, 39
胸部 X 線検査 44, 58
虚血性心疾患 53
緊急手術 143

く

空腹時血糖異常（IFG） 24
空腹時血糖値 35, 40
グリクラジド 110
グリコアルブミン 41
グリニド薬 45, 85, 116
　――併用 101
久里浜式アルコール症スクリーニングテスト（KAST） 178
グリベンクラミド 113
グリメピリド 110

け

ケアマネージャー 223
蛍光眼底造影 52
頸動脈エコー 52, 151
軽度認知障害（MCI） 194
経皮的末梢血管形成術（PPI） 205
血圧 41
血管病リスク 151
血漿アルドステロン濃度（PAC） 48
血漿レニン活性（PRA） 48
血中 C-ペプチド（CPR） 44

血糖コントロール 4, 177
　――目標 82
血糖測定 1, 40
ケトアシドーシス 123
健康運動指導士 69
検査計画表 51
腱鞘炎 53
健診 35
原発性アルドステロン症（PA） 48
顕微鏡観察（KOH 法） 53
減量効果 71

こ

高 TG 血症 183
降圧薬 161
口渇 1
高血圧 3, 42
高血糖 1, 144
高血糖高浸透圧症候群（HHS） 142
公的サービス 223
高齢者 3, 42, 69, 89, 111, 185, 220
　――血糖コントロール目標 185
骨折 53
骨粗鬆症 108
コルチゾール 47

さ

細菌性皮膚感染症 200
座位行動 73
細小血管症 12
サキサグリプチン 99
サルコペニア 123

し

子宮内膜がん 57
自己管理 9
　――ノート 13

脂質　177
　　——異常症　179
　　——管理目標値　43
歯周病　53
シタグリプチン　99
シックデイ　141
失明　164
脂肪細胞　103，105
若年肥満糖尿病　75
視野検査　52
重症感染症　143
重症虚血肢　205
受診勧奨　10，216
腫瘍マーカー　46
酒類のドリンク換算表　178
消化器症状　129，142
食後高血糖　24，115
食事計画　63
食事療法　61，76，151
自律神経機能検査（CV$_{R-R}$）　52
視力低下　165，169
腎機能低下　88，156
神経障害　52，171
神経伝達速度（NCV）測定　52
心血管イベント　99
腎症　52，145，156
　　——病期分類　157
診診連携　80
心的動揺　15
心電図　44，53
振動覚検査　209
腎不全期　161
心理的アプローチ　153
診療情報提供書　147
心理療法士　153

す
膵酵素　46

膵臓がん　57，58
膵島関連自己抗体　32，45
膵島細胞抗体（ICA）　28
睡眠時無呼吸症候群（SAS）　47，53
スタチン　182
ステロイド　59
スルホニル尿素（SU）薬　45，85，110

せ
生活リズムの乱れ　153
性器感染症　123
正常型糖尿病　23
精神科医　153
積極的予防　207
節酒　178
善玉アディポカイン　105
専門医へのコンサルテーション　141

そ
総エネルギー摂取量の適正化　61
早期治療　10
早期発見　4，10，50
足関節上腕血圧比（ABI）　52，151，209
足趾上腕血圧比（TBI）　52
足病変　53，204，207
速効型インスリン分泌促進薬　45，85，160

た
大血管症　24，115，177
体重　41
　　——減少　1，125
　　——増加　108
対称性多発ニューロパチー　171
大腸がん　57
耐糖能異常（IGT）　24
多飲　1

脱水　122，142
多尿　1
たんぱく質制限食　158
蛋白尿　156

ち

チアゾリジン薬　45，85，103，152，191
知識の習得　18
治療中断　11，213
治療目標　12

て

低血糖　110，116，143
　——対処方法　19
テネリグリプチン　99
デュラグルチド　128
デュロキセチン　175

と

糖代謝異常　21
糖尿病型糖尿病　23
糖尿病合併高血圧　42
糖尿病合併症　39
　——管理料　208
　——スクリーニング　50
　——リスク　4，82
糖尿病合併妊娠　143
糖尿病眼手帳　145
糖尿病教室　76
糖尿病受診中断対策包括ガイド　216
糖尿病食事療法のための食品交換表　63
糖尿病診断基準　10
糖尿病性ケトアシドーシス（DKA）　142
糖尿病性ケトーシス　142
糖尿病性多発神経障害の簡易診断基準　173

糖尿病性保存期腎不全　159
糖尿病治療薬　84
糖尿病認定看護師　18
糖尿病発症リスク　35
糖尿病予備群　150
糖尿病療養指導士　18，75
糖尿病連携手帳　147
動脈硬化　177
　——サロゲートマーカー　177
　——惹起性脂質異常症　183
閉じた質問　17
トレーニング効果　70
トレラグリプチン　99

な

内臓脂肪型肥満　149
ナイトイーター　149
内発的動機づけ　72
内分泌性肥満　150

に

二次無効　112
日常生活動作（ADL）　188
ニボルマブ　59
乳がん　57
乳酸アシドーシス　88
尿潜血　43
尿蛋白　43
尿中微量アルブミン　43
尿糖排泄　121
尿路感染症　123
妊娠糖尿病　3，6，144
認知機能障害　187
認知症　53，187，193

の

脳梗塞　52，122

は

バイオシミラー 137
白内障 167

ひ

非アルコール性脂肪肝炎（NASH） 47, 53
非アルコール性脂肪性肝疾患（NAFLD） 47
ピオグリタゾン 85, 105
光干渉断層画像診断法（OCT） 52
ビグアナイド薬 45, 84, 89, 152
久山町研究 197
ビタミンB_{12} 174
皮膚潰瘍 202
皮膚疾患 200
飛蚊症 168
肥満 2, 149, 153
病診連携 80, 147
開いた質問 17
ビルダグリプチン 99
貧血 58

ふ

負荷心電図 44, 151
複視 169
腹痛 3
腹部エコー 58
腹部症状 92
服薬アドヒアランス 119
フットケア 207
ブドウ糖摂取 19, 119
ブドウ糖負荷試験（75gOGTT） 21
フルニエ壊疽 202
プレガバリン 175

へ

閉塞隅角緑内障の緑内障発作 164, 166
ペムブロリズマブ 59
片眼性の視力低下 166
変視症 169
便潜血 58

ほ

蜂窩織炎 200
膀胱がん 108
ポリソムノグラフィ 53

ま

末梢血 43
末梢動脈疾患（PAD） 52, 209
慢性期の管理 145
慢性腎臓病（CKD） 158
慢性的食後状態 149

み

ミトコンドリア糖尿病 224
脈波伝播速度（PWV） 52

む

無自覚低血糖 188

め

メタボリックシンドローム 2, 153, 177
メトホルミン 82, 84, 87, 191
免疫反応性インスリン（IRI） 22, 44
面接 16

も

網膜症 52, 145
網膜中心動脈閉塞症 164, 165
網膜剥離 168
網膜裂孔 168
モノフィラメント検査 209

や
薬剤師　18，222
薬剤性肥満　150
薬物療法　81，152

よ
予防　4，37

り
理学療法士　69
リキシセナチド　128
リナグリプチン　99
両足のしびれ・痛み　171

緑
緑内障　164，166
リラグルチド　128

れ
レジスタンス運動　69，72
レニン　47

ろ
老眼　167

わ
歪視症　169

むかしの頭で診ていませんか？ 糖尿病診療をスッキリまとめました	
2017 年 12 月 25 日　第 1 刷発行 2021 年 6 月 20 日　第 4 刷発行	編集者　森　保道，大西由希子 発行者　小立健太 発行所　株式会社 南 江 堂 〒113-8410　東京都文京区本郷三丁目 42 番 6 号 ☎（出版）03-3811-7236　（営業）03-3811-7239 ホームページ　https://www.nankodo.co.jp/ 印刷・製本　壮光舎印刷 装丁　花村　広

Let's Learn Diabetes Care in a Fast and Easy Way！
Ⓒ Nankodo Co., Ltd., 2017

定価は表紙に表示してあります．
落丁・乱丁の場合はお取り替えいたします．
ご意見・お問い合わせは，ホームページまでお寄せください．

Printed and Bound in Japan
ISBN978-4-524-25552-8

本書の無断複写を禁じます．

JCOPY〈出版者著作権管理機構　委託出版物〉

本書の無断複写は，著作権法上での例外を除き，禁じられています．複写される場合は，そのつど事前に，出版者著作権管理機構（TEL 03-5244-5088，FAX 03-5244-5089，e-mail: info@jcopy.or.jp）の許諾を得てください．

本書をスキャン，デジタルデータ化するなどの複製を無許諾で行う行為は，著作権法上での限られた例外（「私的使用のための複製」など）を除き禁じられています．大学，病院，企業などにおいて，内部的に業務上使用する目的で上記の行為を行うことは私的使用には該当せず違法です．また私的使用のためであっても，代行業者等の第三者に依頼して上記の行為を行うことは違法です．

「専門ではない」けれども「診る機会がある」あなたへ

日常の診療に役立つ知っておくと便利な各領域の知識をスッキリとまとめました．
①各項目の冒頭に結論を掲載 ②一般臨床医が遭遇する可能性が高い病態に絞って解説
③「具体的にどうするのか」「なぜ考え方が変わったのか」など，要点をギュッと凝縮．
「○○は専門ではない」けれども「○○を診る機会がある」あなたに．

むかしの頭で診ていませんか？

シリーズ第⑩弾！

◆各 A5 判・定価 4,180 円（本体 3,800 円＋税 10%）

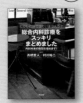

●編集　髙橋重人・村川裕二

むかしの頭で診ていませんか？
総合内科診療をスッキリまとめました
内科外来の隙間を埋めます！

「内科外来のメンタルヘルス」「不眠症と睡眠薬」「女性の訴え」
「クリニックで使う漢方薬」など, 36題を厳選.

2021.6. 刊行

●編集　村川裕二

むかしの頭で診ていませんか？
循環器診療をスッキリまとめました

2015.8. 刊行

●編集　神田善伸

むかしの頭で診ていませんか？
血液診療をスッキリまとめました

2017.10. 刊行

●編集　滝澤 始

むかしの頭で診ていませんか？
呼吸器診療をスッキリまとめました

2017.11. 刊行

●編集　森 保道・大西由希子

むかしの頭で診ていませんか？
糖尿病診療をスッキリまとめました

2017.12. 刊行

●編集　宮嶋裕明

むかしの頭で診ていませんか？
神経診療をスッキリまとめました

2019.6. 刊行

●編集　長田太助

むかしの頭で診ていませんか？
腎臓・高血圧診療をスッキリまとめました

2019.6. 刊行

●編集　三村俊英

むかしの頭で診ていませんか？
膠原病診療をスッキリまとめました
リウマチ，アレルギーも載ってます！

2019.10. 刊行

●編集　加藤直也

むかしの頭で診ていませんか？
消化器診療をスッキリまとめました

2020.11. 刊行

●編集　林 伸和

むかしの頭で診ていませんか？
皮膚診療をスッキリまとめました

2020.11. 刊行

2021C428tsu